BIBLIOTHÈQUE MÉDICALE

PUBLIÉE SOUS LA DIRECTION

DE MM.

J.-M. CHARCOT

Professeur à la Faculté de médecine
de Paris,
membre de l'Institut.

G.-M. DEBOVE

Professeur à la faculté de médecine
de Paris
médecin de l'hôpital Andral.

BIBLIOTHÈQUE MÉDICALE

CHARCOT-DEBOVE

VOLUMES PARUS DANS LA COLLECTION

V. Hanot. — LA CIRRHOSE HYPERTROPHIQUE AVEC ICTÈRE CHRONIQUE.

G.-M. Debove et Courtois-Suffit. — TRAITEMENT DES PLEURÉSIES PURULENTES.

J. Comby. — LE RACHITISME.

Ch. Talamon. — APPENDICITE ET PÉRITYPHLITE.

G.-M. Debove et Rémond (de Metz). — LAVAGE DE L'ESTOMAC.

J. Seglas. — DES TROUBLES DU LANGAGE CHEZ LES ALIÉNÉS.

A. Sallard. — LES AMYGDALITES AIGUES.

L. Dreyfus-Brisac et I. Brulh. — PHTISIE AIGUE.

P. Sollier. — LES TROUBLES DE LA MÉMOIRE.

De Sinety. — DE LA STÉRILITÉ CHEZ LA FEMME ET DE SON TRAITEMENT.

G.-M. Debove et J. Renault. — ULCÈRE DE L'ESTOMAC.

POUR PARAITRE PROCHAINEMENT

G. Daremberg. — TRAITEMENT DE LA PHTISIE PULMONAIRE.

P. Yvon — NOTIONS DE PHARMACIE NÉCESSAIRES AU MÉDECIN.

L. Capitan. — THÉRAPEUTIQUE DES MALADIES INFECTIEUSES.

Ch. Luzet. — LA CHLOROSE.

E. Mosny. — BRONCHO-PNEUMONIE.

A. Mathieu. — NEURASTHÉNIE.

Auvard et Caubet. — DE L'ANESTHÉSIE CHIRURGICALE ET OBSTÉTRICALE.

L. Galliard. — LE PNEUMOTHORAX.

N. Gamaleia. — LES POISONS MICROBIENS.

Chaque volume se vend séparément. Relié.. 3 fr. 50

ULCÈRE

DE

L'ESTOMAC

ULCÈRE DU DUODÉNUM
ULCÈRE DE L'ŒSOPHAGE

PAR

G.-M. DEBOVE & J. RENAULT

PARIS

RUEFF & Cⁱᵉ, ÉDITEURS

106, BOULEVARD SAINT-GERMAIN, 106

—

1892

ULCÈRE

DE

L'ESTOMAC

HISTORIQUE

Il est infiniment probable qu'un grand nombre des observations publiées par les anciens auteurs sous les noms de cardialgie, gastrodynie, melœna, hématémèse doivent être rapportées à l'ulcère de l'estomac : la pratique des autopsies était fort restreinte et il n'était pas possible, dans la plupart des cas, de superposer les symptômes observés pendant la vie aux lésions trouvées après la mort.

Galien cependant semble avoir connu l'ulcère de l'estomac, Celse en donne même le traitement suivant : *adhibendi lenes et glutinosi cibi sed citra satietatem, omnia acria atque acida remo-*

venda ; vino utendum, sed neque præfigido, neque nimis callido.

Plus tard, on décrit des ulcérations qui ont occasionné la mort en produisant soit une perforation de l'estomac, soit une gastrorrhagie abondante. C'est ainsi que Grassius, en 1695, rapporte une observation de perforation stomacale avec écoulement du contenu gastrique dans le péritoine ; que Littre, en 1704, parle d'une hémorrhagie stomacale et intestinale, rapidement mortelle, dont la cause était un ulcère de l'estomac, profond d'une demi-ligne, large de cinq.

En 1805 Matthew Baillie, dans son *Traité d'anatomie pathologique*, consacre un chapitre spécial à l'étude de l'ulcère de l'estomac. Il montre que si cet ulcère ressemble quelquefois à celui d'une des autres régions, il a le plus souvent un aspect tout particulier : ses bords sont réguliers, les parties voisines de la muqueuse sont saines, on dirait « qu'on vient d'enlever avec un couteau un morceau de l'estomac ». Ces lésions d'ailleurs peuvent intéresser seulement la muqueuse ou la paroi tout entière et amener la perforation.

En 1830, Abercrombie ajoute à ces notions anatomo-pathologiques plusieurs observations cliniques dans lesquelles les malades présentent tous les signes que l'on sait aujourd'hui pouvoir attribuer à l'ulcère.

Une grande confusion régnait encore dans les esprits et ce n'était pas possible de distinguer, dans tous ces cas, la part qui revenait à l'ulcère de celle qui devait rester au cancer ulcéré, lorsque Cruveilhier, dans son *Atlas d'anatomie pathologique*, puis, en 1838, dans la *Revue médicale*, et, en 1856. dans les *Archives générales de médecine*, sépara définitivement des ulcérations cancéreuses l'affection qu'il désigna sous le nom d'*ulcère simple de l'estomac*, et fit de l'anatomie pathologique et des symptômes de cette maladie une description à laquelle on n'a ajouté que bien peu de détails. Il posa même les bases du traitement et proposa une pathogénie admise encore par plusieurs auteurs.

Cette pathogénie est d'ailleurs une des parties les plus difficiles et les plus controversées de l'histoire de l'ulcère simple; et, depuis Cruveilhier jusqu'à nos jours, on s'est efforcé d'en donner une théorie qui puisse expliquer tous les cas. Virchow, Rokitansky, Pavy, Brinton et, plus près de nous, Galliard, Jaworski et Korczinski, Letulle, se sont occupés de cette question sans la résoudre, il faut bien l'avouer.

Dans ces dernières années, après les travaux de Riegel, Von den Velden, Ewald, Boas, etc., on a cherché surtout à déterminer quels étaient la composition du suc gastrique dans l'ulcère de l'estomac, le pouvoir absorbant de la muqueuse, la motilité de la paroi musculaire, et l'on s'est efforcé de tirer de toutes ces considérations quelques résultats importants pour le diagnostic.

Avant même que ces recherches fussent entreprises, l'un de nous (Debove), dans une série de mémoires à la Société médicale des Hôpitaux, proposait un traitement nouveau, démontré rationnel par les résultats que donna depuis l'examen du suc gastrique.

Au cours de cet article, on trouvera en leur place les indications de tous les travaux, qu'il serait trop long même de signaler ici.

DÉFINITION

L'ulcère simple de l'estomac est caractérisé, anatomiquement, par une ulcération de forme arrondie, intéressant une ou plusieurs tuniques de l'estomac, et, cliniquement, par une gastralgie intense, des vomissements et des hémorrhagies.

A côté des cas complets qui répondent à cette définition, il en est de frustes, dans lesquels un ou deux des trois symptômes énumérés peuvent manquer; il en est, enfin, de latents qui sont reconnus seulement à l'autopsie et auxquels on ne peut appliquer que la partie anatomique de notre définition.

L'ulcère est désigné aussi sous le nom d'ulcère rond, à cause de sa forme anatomique; mais il est des ulcères ovalaires, sinueux; — d'ulcère rongeant, perforant, à cause de sa tendance à s'étendre en surface et en profondeur, mais certains ulcères sont petits et peu profonds; — d'ulcère chronique, à cause de la lenteur de son évolution; — d'ulcère simple, pour le distinguer des ulcérations cancéreuses ou tuberculeuses. Nous préférons ces deux dernières dénominations à toutes les autres parce que la chronicité nous paraît le signe le plus caractéristique de la maladie et que la dénomination de « simple » ne préjuge rien de la nature encore inconnue de l'ulcère.

L'accord est d'ailleurs tel aujourd'hui sur ce qu'il faut entendre par « ulcère de l'estomac » qu'il nous semble inutile d'employer aucune autre expression.

ANATOMIE PATHOLOGIQUE

L'ulcère simple de l'estomac a pour siège de Siège. prédilection la face postérieure, la petite courbure et l'extrémité pylorique ; il s'observe beaucoup plus rarement sur la face antérieure, la grande courbure et l'extrémité cardiaque. Brinton nous dit qu'on le rencontre :

A la face postérieure, 43 fois sur 100.

Sur la petite courbure, 27 fois sur 100.

A l'extrémité pylorique, 18 fois sur 100.

A la fois sur la face antérieure et la postérieure, 6 fois sur 100.

Sur la face antérieure, 5 fois sur 100.

Sur la grande courbure, 2 fois sur 100.

A l'extrémité cardiaque, 2 fois sur 100.

On peut donc diviser l'estomac en deux grandes régions bien différentes : l'une, dans laquelle on rencontre l'ulcère 86 fois sur 100, comprend la face postérieure, la petite courbure et l'extrémité pylorique ; dans l'autre, comprenant la grande courbure, la face antérieure, la grosse tubérosité et le cardia, la lésion ne siège que dans un cinquième des cas environ.

Nombre. — Le plus souvent, l'ulcération est unique ; fréquemment, cependant, on en trouve plusieurs : il en serait ainsi, suivant Brinton, dans 21 pour 100 des cas. Sur 463 observations d'ulcère rond, cet auteur a trouvé 97 fois des ulcères multiples.

Dans 57 cas, il en existait 2.

Dans 16 cas, il en existait 3.

Dans 3 cas, il en existait 4.

Dans 2 cas, il en existait 5.

Dans 4 cas, il en existait plus de 5 ; on en a compté jusqu'à 8.

Forme. — L'ulcère de l'estomac est ordinairement circulaire, d'où la dénomination d'ulcère rond sous laquelle on le désigne souvent ; mais il peut être elliptique, ovalaire, oblong ; il peut même, s'il siège au pylore, figurer un segment d'anneau, voire un anneau complet, disposition fâcheuse qui facilite le développement d'un rétrécissement cicatriciel du pylore. Enfin, la lésion a quelquefois, lorsqu'elle est très ancienne, une forme tout à fait irrégulière, due, vraisemblablement, à la fusion de deux ou plusieurs ulcères.

Dimensions. — Son étendue est très variable : généralement, elle a les dimensions d'une pièce de 50 centimes ou de 1 franc, mais elle peut être moindre ou plus considérable. Certains ulcères ne sont pas plus grands qu'un pois ; d'autres ont les dimensions d'une pièce de 5 francs ; l'un

de nous (Debove) en a trouvé un aussi large que
la paume de la main. Dans un cas observé
par Cruveilhier, la lésion, étendue du pylore au
cardia, le long de la petite courbure, avait 165
millimètres de long sur 85 de large. Peabody (1)
cite un autre cas dans lequel l'ulcération occupait presque toute la longueur de la petite courbure, depuis le pylore jusqu'à un demi-pouce
du cardia, et avait une largeur variable, suivant
les points, entre quatre et sept pouces et demi.

Lorsque l'ulcère est de date récente, ses bords, *Bords.*
formés par la muqueuse en apparence saine,
sont nets et comme coupés à l'emporte-pièce ;
quelquefois, cependant, la muqueuse est en-
flammée, ramollie, boursouflée, tuméfiée. Dans
les cas déjà anciens, les bords sont surélevés et
forment un bourrelet dur, calleux, dont l'aspect
rappelle celui de certaines tumeurs épithéliales ;
souvent même, l'examen microscopique permet
seul d'écarter ce diagnostic.

Au début, la lésion n'intéresse que la mu- *Parois.*
queuse ; plus tard, l'ulcération, gagnant en profondeur, atteint successivement la couche sous-
muqueuse, la tunique musculaire et même les
organes voisins, avec lesquels l'estomac a con-
tracté des adhérences. La perte de substance
présente alors la forme d'un entonnoir dont l'axe
est légèrement oblique. Cet aspect spécial est
attribué au mode de ramification des vaisseaux

(1) Peabody, *New-York Medical Record*, 1890.

dans les parois stomacales ; ces vaisseaux, en effet, abordent l'estomac par sa face péritonéale, pénètrent obliquement dans l'épaisseur de ses diverses tuniques et s'y ramifient en forme de cône à base tournée vers la muqueuse, rappelant ainsi la division des artères terminales dans certains organes ; il semble donc naturel que la forme de l'ulcère de l'estomac rappelle celle des infarctus du rein ou de la rate.

Les parois de ces ulcères profonds sont quelquefois taillées à pic, mais le plus souvent elles sont étagées, disposées en gradins ; la perte de substance de la couche sous-muqueuse est moindre que celle de la tunique muqueuse, celle de la musculaire moindre que celle de la sous-muqueuse ; autrement dit, on aperçoit une série d'étages formés par les tuniques muqueuse, sous-muqueuse et musculaire. D'autres fois, enfin, tout en conservant la même forme générale, les parois ne sont pas aussi nettement étagées, mais sont dégradées en pente douce.

Fond. Les parois et le fond de l'ulcération sont ordinairement pâles, nets, bien détergés, laissant reconnaître facilement les tuniques qui les forment, et il n'est pas rare, dans les cas où la mort a été causée par une hémorrhagie abondante, d'apercevoir béante au fond de l'ulcère l'artériole dont l'ulcération a amené la terminaison fatale.

D'autres fois, la perte de substance est recouverte d'un enduit pulpeux, grisâtre, tissu en voie de destruction moléculaire, que cette nécrose soit due aux progrès de l'ulcération pendant la vie ou à un phénomène de digestion post mortem.

Dans les cas récents, lorsque le processus ulcéreux a été très rapide, que les tissus n'ont pu lui opposer aucune résistance, l'examen microscopique montre, dans les bords de l'ulcère, les glandes nettement coupées, sans réaction inflammatoire de la muqueuse.

Dans les ulcères anciens, les bords et le fond sont le siège d'une réaction inflammatoire assez intense. L'épithélium est tantôt conservé, tantôt détruit en différents points. Les conduits glandulaires sont déformés, contournés, élargis ; quelques-uns ont subi une transformation kystique ; les cellules principales sont détruites et partout remplacées par un épithélium cubique ou cylindrique, par des cellules de revêtement. Les espaces interglandulaires sont épaissis, infiltrés de cellules embryonnaires, ainsi que la tunique sous-muqueuse et la tunique musculaire elle-même dont les fibres sont en partie remplacées par du tissu conjonctif jeune. C'est à ce processus irritatif que serait due, d'après la pluplart des auteurs, la cicatrisation spéciale de l'ulcère dans laquelle le fond est toujours adhérent aux tissus voisins et la muqueuse des bords attirée vers le fond de l'ulcération.

On ne s'entend guère sur l'état du reste de la muqueuse. Les anciens auteurs la considéraient comme atteinte d'une inflammation catarrhale légère, sur laquelle ils n'insistaient d'ailleurs pas beaucoup. Les examens histologiques les plus complets qui en aient été faits sont dus à M. Laveran, et surtout à M. Galliard (1). Ce dernier auteur a examiné des lambeaux excisés, quelle que fût leur apparence macroscopique, dans la face antérieure et la face postérieure, au niveau de la grande courbure, à la région pylorique et au cardia. Il a trouvé la muqueuse notablement épaissie, infiltrée d'éléments embryonnaires en amas ou en traînées épaisses, répandues dans le tissu conjonctif interglandulaire et accompagnant les glandes jusqu'à la surface de la muqueuse. La *muscularis mucosæ* contient les mêmes éléments qui dissocient ses fibres; la tunique celluleuse est épaissie, contient des faisceaux conjonctifs serrés et des cellules jeunes, surtout au contact de la sous-muqueuse et autour des vaisseaux. Les artérioles sont le siège d'une inflammation légère, tandis que les veinules et les capillaires ont pris une part plus active au processus inflammatoire. La tunique musculaire est surtout altérée près du péritoine qui est, lui, le siège d'une inflammation intense. Dans la tunique musculaire, on trouve les vaisseaux enflammés dans toute leur épaisseur et les troncs nerveux entourés de gaines conjonctives épaisses et irritées. Ces lésions se rencontrent, avec des différences d'intensité, dans toutes les parties

(1) Galliard, Thèse Paris, 1882.

de l'estomac, mais surtout à la région pylorique.

Récemment, Jaworski et Korczinski (1) ont eu l'occasion d'examiner des lambeaux de muqueuse, enlevés soit à l'autopsie, soit au cours d'opérations sur l'estomac. Dans tous les cas, ils ont observé des altérations macroscopiques et microscopiques. La muqueuse est épaissie, gonflée et présente plus ou moins distinctement l'aspect connu sous le nom d'état mamelonné. De nombreuses cellules embryonnaires infiltrent le tissu interglandulaire et la sous-muqueuse, et remplissent même quelquefois les conduits glandulaires, qu'elles déforment. Les cellules principales sont ou dégénérées ou disparues, tandis que les cellules de revêtement sont parfaitement conservées.

Mais, tandis que Galliard, que Jaworski et Korczinski considèrent ces lésions comme primitives et leur attribuent, ainsi que nous le verrons plus loin, une grande importance pathogénique, beaucoup d'autres auteurs, parmi lesquels Leube, Ziemssen, Lebert, Orth, les considèrent comme secondaires et inconstantes ; pour notre compte, nous ne les avons pas rencontrées ; il faut bien savoir, d'ailleurs, que l'estomac est l'organe qui, après la mort, s'altère le plus et le plus vite.

Cette question de l'existence des lésions de l'estomac dans l'ulcère est une des plus impor-

____

(1) *Deutsch Arch. fur Anat. Path.*, 1890-91.

tantes de la pathogénie, et nous aurons l'occasion d'y revenir.

Profondeur.   La profondeur des ulcères de l'estomac est extrêmement variable et n'est nullement en rapport avec leur diamètre : les uns sont petits et très profonds, les autres larges et superficiels ; il existe, d'ailleurs, tous les intermédiaires entre la simple érosion folliculaire attribuée à la gastrite et les plus grands ulcères.

Quand la lésion, ayant gagné en profondeur, a détruit successivement la muqueuse, la sous-muqueuse, la tunique musculaire et arrive sur le péritoine, la séreuse, si elle ne l'a déjà fait, s'enflamme, s'épaissit, s'accole à la surface péritonéale avec laquelle elle est en contact, et qui s'enflamme à son tour ; il en résulte entre les deux surfaces péritonéales, et partant entre l'estomac et l'organe voisin, une adhérence plus ou moins épaisse, plus ou moins solide.

Ces adhérences s'observent dans 40 pour 100 des cas environ, et leur siège est en rapport avec le siège le plus commun de l'ulcère. C'est ainsi que, dans les trois quarts des cas où l'estomac contracte des adhérences, c'est le pancréas qui se trouve uni à la face postérieure ou à la petite courbure ; moins fréquemment le foie adhère à la petite courbure ou au pylore, exceptionnellement la rate ou le mésentère au grand cul-de-sac.

Le siège ordinaire de l'ulcère n'est pas, d'ailleurs, la seule circonstance qui rende plus ou moins fréquente l'adhérence de l'estomac avec tel ou tel organe voisin. La face antérieure, la grande courbure, le grand cul-de-sac, sont les régions de beaucoup les moins fixes, et cette mobilité particulière explique la rareté de leur adhérence avec les organes contigus, ou, si elle existe, son peu de résistance, son aptitude à se rompre sous l'influence de la cause la plus minime.

S'il ne s'est formé aucune adhérence, ou si celles qui se sont produites sont insuffisantes, l'ulcère peut perforer la dernière tunique de l'estomac, le contenu gastrique se répandre dans la cavité péritonéale et causer une péritonite rapidement mortelle. Si, au contraire, comme il arrive le plus souvent, les adhérences sont suffisantes, l'ulcère continue sa marche envahissante, détruit les tissus de l'adhérence, puis une portion plus ou moins étendue du parenchyme pancréatique, hépatique ou splénique, des côtes et des nerfs intercostaux, de la paroi abdominale elle-même ; il peut, enfin, être fixé à un organe creux dont la paroi sera détruite à son tour ; c'est ainsi que s'établissent des communications anormales de l'estomac avec les diverses portions de l'intestin, avec une bronche, le poumon, la plèvre, le péricarde et le ventricule gauche du cœur, toutes complications graves, sur lesquelles nous reviendrons plus tard.

Dans son trajet, l'ulcère rencontre les artérioles contenues dans l'épaisseur des parois sto-

macales, les artères situées sur les bords de l'estomac, d'autres plus ou moins éloignées, comme la splénique, et enfin les vaisseaux qui font partie du tissu des organes voisins.

Ces vaisseaux, les premiers du moins, peuvent s'enflammer, présenter une hypertrophie scléreuse de leurs parois et un rétrécissement de leur calibre. « Ces lésions sont différentes suivant la nature et le diamètre des vaisseaux et suivant le point sur lequel on les examine. Ainsi, une artériole d'un certain volume montrera, sur une coupe, une endartérite oblitérante au niveau du point où elle est sectionnée et oblitérée à la surface de l'ulcère, et, dans les parties voisines, une endartérite avec des bourgeons saillants dans la cavité du vaisseau. Plus loin, cette cavité sera remplie de sang coagulé. Les artérioles plus petites offrent un épaississement régulier et très notable de leurs parois. Il en est de même des capillaires. » (Cornil et Ranvier). L'endartérite oblitérante a l'avantage de prévenir les hémorrhagies, en facilitant la production préalable de caillots sanguins ; mais ce n'est pas la seule lésion artérielle que l'on rencontre. Dans certains cas, les parois artérielles sont complètement transformées, sur une assez grande étendue, en tissu embryonnaire ; d'autres fois, l'inflammation ne porte que sur le point du vaisseau immédiatement contigu au fond de l'ulcère : conditions éminemment favorables, l'une et l'autre, à la production des gastrorrhagies qui constituent un des symptômes les plus caractéristiques de la maladie et aussi un de ses plus grands dangers. Lorsque l'hémorrhagie a été assez abondante pour entraîner la mort, on trouve ordinairement au fond de l'ulcère une artère béante qui a été soit sectionnée complètement, soit ouverte seulement sur un point limité de sa paroi.

Quelquefois, enfin, le point de la paroi, atteint d'infiltration embryonnaire, s'est laissé dilater avant de se rompre, formant ainsi un anévrysme, qui rappelle ceux que l'on observe beaucoup plus fréquemment sur les parois des cavernes pulmonaires. C'est le plus souvent par ce processus, comme nous le verrons plus tard, que se fait l'ouverture de l'artère splénique, cause fréquente des hémorrhagies foudroyantes.

Heureusement, l'ulcère simple n'a pas toujours une issue funeste ; il guérit même souvent, comme nous le montrent la clinique et surtout l'anatomie pathologique. D'une part, en effet, il n'est pas rare de voir revenir à une santé parfaite des malades qui ont eu antérieurement tous les signes caractéristiques de cette affection ; d'autre part, il arrive fréquemment aussi de trouver la cicatrice d'un ulcère rond à l'autopsie d'un individu mort d'une tout autre maladie.

Si l'ulcération n'a pas dépassé la muqueuse, la cicatrice consiste en une légère dépression, simple condensation de la couche sous-muqueuse, dont la forme rappelle celle de l'ulcère, comme les cicatrices de la fièvre typhoïde rappellent les ulcérations de la période d'état de la maladie.

Si la perte de substance a été plus profonde, la cicatrice est blanchâtre, rétractée, formée par du tissu fibreux présentant une masse centrale dure, d'où partent des trainées en forme de cordons. Souvent elle est adhérente aux organes voisins, à la paroi abdominale ; elle peut être alors entraînée, déplacée, elle peut déformer l'estomac, qui présente à son niveau une sorte de diverticule en entonnoir.

Suivant son siège et son étendue, suivant les prolongements qu'elle émet, la cicatrice est encore capable d'amener d'autres déformations de l'estomac, gênantes pour les fonctions de l'organe, déterminant même quelquefois une maladie grave qui nécessite une intervention chirurgicale des plus sérieuses. Ou bien le pylore est rapproché du cardia ; ou bien, complication exceptionnelle, la cicatrice placée en sautoir sur la petite courbure, déterminant à ce niveau une dépression presque circulaire, divise l'estomac en deux poches, l'une cardiaque, l'autre pylorique, dont l'orifice de communication n'admet quelquefois que le petit doigt ; l'estomac a la forme d'un binocle ou d'un sablier. Tantôt, il se produit un rétrécissement cicatriciel du cardia ; tantôt, accident plus grave encore, un rétrécissement cicatriciel du pylore, avec sa conséquence anatomique fatale : la dilatation de l'estomac.

ÉTIOLOGIE

L'ulcère de l'estomac est une affection que Fréquence.
l'on a souvent l'occasion d'observer. Ainsi
Lebert, d'après une statistique basée sur
40,000 malades, lui assigne, par rapport à la
morbidité générale, une proportion de 0.60 pour
100. Brinton, sur 100 autopsies de malades
morts d'affections diverses, trouve 2 à 13 cas
pour 100 d'ulcères de l'estomac, en moyenne
5 pour 100, tandis que la proportion du cancer
du même organe n'est que de 1 pour 100, 1.9
pour 100 d'après Wyss, dont la statistique porte
sur 4,800 autopsies.

L'ulcère de l'estomac est plus fréquent chez la
femme que chez l'homme, dans la proportion de
2 pour 1 ; certains auteurs disent même dans la
proportion de 3 à 4 pour 1.

Il est presque inconnu au-dessous de dix ans,
et les observations d'ulcère chez des enfants de
trois ans (Donné), trois ans et demi (Reimer),
quatre ans (Chvosleck). sont de véritables exceptions.

Doit-on regarder comme des ulcères simples de l'estomac et du duodénum ces ulcérations observées chez les nouveau-nés morts de melœna, ulcérations auxquelles Hecker et Buhl, Landau, etc., ont fait jouer un rôle capital dans la pathogénie de cette affection? C'est une question à laquelle il est encore bien difficile de répondre, et qui sera résolue peut-être quand la pathogénie de l'ulcère sera mieux connue. Le melœna neonatorum nous paraît être un syndrome clinique qui peut résulter de causes fort diverses. M. Dusser (1) a relevé les observations dans lesquelles il a été fait mention de l'état de l'estomac et de l'intestin : sur 23 cas, on a rencontré 9 fois des ulcérations stomacales, 4 fois des ulcérations duodénales ; dans 10 cas il a été impossible de trouver la source de l'hémorrhagie. On ne saurait donc attribuer tous les faits de melœna des nouveau-nés à des ulcérations de l'estomac ou du duodénum. Ces ulcérations, lorsqu'elles existent, sont loin d'ailleurs d'être toujours identiques : dans l'estomac, la muqueuse, congestionnée ou non, est parsemée d'un grand nombre d'hémorrhagies punctiformes, d'hémorrhagies sous-muqueuses grosses comme des lentilles, d'érosions, d'ulcérations de dimension et de profondeur variables; beaucoup plus rarement on y rencontre un ulcère unique, à bords réguliers, profond et d'une étendue de 1 à

(1) Thèse Paris, 1890.

2 centimètres. Dans le duodénum, c'est ordinairement cette dernière lésion que l'on observe ; dans les cas de Landau, Kling, Spiegelberg, Anders, il existait sur la première ou la seconde portion du duodénum un ulcère unique, arrondi, régulier, d'une étendue de 5 millimètres à 1 cent. 1/2, intéressant soit la muqueuse seule, soit toute l'épaisseur de la paroi. A côté des ulcérations petites et multiples dont nous n'avons pas à étudier la pathogénie, il semble donc y avoir réellement des lésions qui présentent tous les caractères anatomiques de l'ulcère simple. Aussi ne nous paraît-il pas invraisemblable d'admettre que cette affection peut exister chez les tout jeunes enfants et notamment être une des causes du melœna des nouveau-nés. Cliniquement, cette opinion n'est pas moins soutenable : la moitié des cas de melœna neonatorum se terminent par la mort ; les autres enfants guérissent en général promptement et pour toujours ; mais quelques-uns d'entre eux restent pendant plusieurs mois anémiques, maigres, presque cachectiques, ils ont de temps en temps des vomissements, des diarrhées opiniâtres qui s'accompagnent de convulsions. Il est possible que, dans ces cas, tous ces symptômes soient attribuables à une lésion en voie de cicatrisation ou non de l'estomac ou du duodénum.

Quoi qu'il en soit de cette hypothèse, que de nouvelles observations d'enfants longtemps suivis pourront seules démontrer, l'ulcère de l'estomac et du duodénum chez les enfants du premier âge doit être considéré comme tout à fait exceptionnel.

« En comparant, dit Brinton, le nombre d'ulcères de l'estomac trouvés aux différentes époques de la vie avec le nombre de personnes d'un âge correspondant dans le même pays, il semble que, pour un individu donné, la probabilité de cette maladie s'élève graduellement depuis un minimum représenté par 0 à l'âge de dix ans, jusqu'à une proportion élevée, qui se maintient pendant toute la durée moyenne de la vie, pour s'élever encore à la fin de cette période et atteindre son maximum vers l'âge extrême de quatre-vingt-dix ans. D'où nous pouvons conclure que l'ulcère de l'estomac est une maladie qui frappe particulièrement, sinon exclusivement, l'âge mûr et la vieillesse (1). » Cette opinion ne nous paraît pas tout à fait exacte ; il faut distinguer les ulcères observés cliniquement de ceux que l'on trouve à l'autopsie : en effet, nombre d'ulcères cicatrisent, et, d'autre part, les malades peuvent mourir, ou de la première atteinte de l'affection, ou d'une récidive, ou enfin de toute maladie intercurrente. Aussi, pour établir la fréquence de l'ulcère dans les différents âges de la vie, faut-il considérer le début clinique de l'affection, et non sa constatation anatomo-pathologique ; nos obser-

(1) Brinton, *Traité des maladies de l'estomac.*

vations personnelles nous permettent de dire qu'il est rare dans la vieillesse et que le maximum de fréquence se rencontre vers l'âge de trente ans, et même un peu au-dessous.

On a longtemps répété que l'ulcère était plus fréquent en Angleterre que partout ailleurs, et on expliquait ce fait par la fréquence bien connue des abus alcooliques dans ce pays. Si nous comparons cependant les statistiques données par les auteurs qui ont observé en différentes contrées, nous ne trouvons pas que la proportion soit plus grande en Angleterre. Brinton, nous l'avons vu, donne 5 pour 100 ; mais Jaksch, à Prague,donne aussi 5 pour 100 ; Virchow, à Berlin, 4 1/2 pour 100 ; Gerhardt, à Iéna, 10 pour 100 ; Dahlerup, en Danemark, 13 pour 100 ; Ziemssen, à Erlangen, 4 1/2 pour 100.

C'est d'ailleurs un fait bien digne de remarque que certaines maladies sont réputées plus fréquentes dans certains pays pour cette seule raison que l'on y prête plus d'attention et que leur étude est pour ainsi dire en permanence à l'ordre du jour. La seule constatation qui paraisse bien établie est celle de Von Sohlern. Cet auteur a remarqué qu'en certaines contrées de la Russie, ainsi que dans la Rhœn et les Alpes de Bavière, l'ulcère de l'estomac était extrêmement rare ; nous verrons plus tard quelle est pour lui la cause de cette rareté.

Certaines professions semblent avoir une

influence marquée sur le développement de cette affection.

Bamberger et d'autres auteurs ont constaté sa fréquence chez les cuisiniers, et l'attribuent soit à leur alimentation vicieuse, soit à l'habitude de goûter les mets trop chauds. Bernutz a fait la même remarque chez les tourneurs de porcelaine, Eichhorst chez les tourneurs sur métaux ; l'ulcère serait, dans ces cas, le résultat de l'irritation de la muqueuse gastrique par les poussières dures qui sont avalées pendant le travail.

Hygiène. La misère, une alimentation vicieuse ou insuffisante, l'ingestion d'aliments grossiers ou trop chauds, ou, par contre, de boissons trop froides ont été, tour à tour, invoquées pour expliquer la production de l'ulcère. Mais c'est à l'abus des spiritueux que l'on attribue l'importance étiologique la plus grande ; pour les uns (1), sous l'influence habituelle des boissons alcooliques, la muqueuse perdrait sa vitalité, se laisserait attaquer par le suc gastrique, d'où production d'une ulcération qui irait toujours s'agrandissant. Pour d'autres, comme nous le verrons plus tard, il se produirait d'abord une gastrite alcoolique, avec érosions hémorrhagiques et secondairement ulcération, puis enfin ulcère.

Caustiques. A côté de ces causes simplement irritantes, il nous faut citer l'ingestion de caustiques qui, s'ils ne produisent pas une gastrite toxique rapidement

(1) Lancereaux, *Gaz. des Hôp.*, 1876.

mortelle, détermineraient toujours une ulcération plus ou moins lente à se réparer. Ce n'est pas le lieu d'énumérer tous les caustiques qui peuvent être ingérés, soit par méprise, soit dans un but criminel, soit en vue d'un suicide ; nous rappellerons simplement que certaines substances médicamenteuses ont paru agir de la même façon : la médication stibiée dans une observation de Louis, la médecine Leroy dans une observation de Tessier, une forte dose de sulfate de quinine dans un cas observé par Galliard.

Il n'est pas rare de voir des malades faire remonter l'origine de leur affection à un traumatisme antérieur sur la région épigastrique. Cette étiologie est souvent chère aux malades ; mais le médecin, sans pour cela renverser toutes leurs illusions, doit être plus circonspect et plus sceptique. Les observations de ce genre réellement probantes sont rares, les autopsies encore plus. En 1856, M. Potain rapportait à la Société anatomique l'observation d'une femme de soixante ans, qui, à la suite d'un heurt violent sur la région épigastrique, éprouva une douleur extrémement vive, puis une pesanteur insupportable à l'épigastre ; trois jours après, la malade eut une syncope subite et rendit une grande quantité de caillots noirâtres ; à dater de cette époque, elle présenta pendant huit ans, sans interruption, tous les signes de l'ulcère simple, puis mourut d'une péritonite par perforation. A l'autopsie, M. Potain trouva un ulcère de la petite courbure. Dans d'autres observations de **M.** Potain et de **M.** Rendu (1), les accidents ont duré d'un à quatre ans.

Mais, dans la majorité des cas cités par **M.** Derouet, dans sa thèse, par différents auteurs étrangers et par M. Duplay (2), l'évolution a été différente. Le malade reçoit sur l'épigastre un coup violent : chute d'un meuble, tamponnement de chemin de fer, coup de tête, etc. ; le jour même ou le lendemain se produisent une ou plusieurs hématémèses, suivies, pendant quelques jours de vomissements alimentaires et de douleurs à l'épigastre ; puis, sous l'influence du régime lacté, en un mois ou deux les accidents disparaissent complètement et la guérison est définitive. S'agit-il, dans ces cas, de vrais ulcères simples ? C'est une question que nous aurons bientôt à discuter. Il est, d'ailleurs, une cause d'erreur avec laquelle il faut toujours compter : c'est que le traumatisme peut réveiller un ulcère latent.

Chlorose. Après l'alcoolisme, c'est la chlorose que l'on a le plus souvent invoquée comme cause de l'ulcère simple. Combien de fois, en effet, ne voyait-on pas coïncider les deux affections ? N'est-ce pas surtout chez les jeunes filles chlorotiques et aménorrhéiques que survient l'ulcère simple ? Mais là commence la discussion : l'aménorrhée est-elle cause ou effet ? Pour Brinton, pour

(1) Derouet, Thèse 1879.
(2) Duplay, *Arch. Méd. génér.*, 1881.

Galliard, l'ulcère est le premier en date, et l'aménorrhée survient comme dans toute maladie dé-
bilitante et anémiante. Pour M. Lancereaux (1),
l'aménorrhée serait primitive, elle déterminerait
une excitation du grand sympathique qui amé-
nerait elle-même une congestion de la muqueuse
stomacale, d'où perte de l'épithélium et possibilité d'ulcération. Ce n'est pas le seul mode d'action attribué à la chlorose, et nous aurons
l'occasion de revenir sur les nombreuses théories
par lesquelles on a cherché à expliquer sa
coïncidence fréquente avec l'ulcère et son rôle
dans la pathogénie de cette affection. Quoi qu'il
en soit de ces théories, il est un fait important à
retenir: c'est que la chlorose s'observe souvent
au début des ulcères simples.

Les relations qui existent entre la tuberculose _Tuberculose._
et l'ulcère ont aussi été remarquées depuis bien
longtemps et l'on a longuement discuté pour
savoir quelle était, dans leur association, la première en date.

Brinton, Jaksch, Dittrich, Engel, disent que
20 fois sur 100, l'ulcère est compliqué de
tuberculose ; mais Brinton fait remarquer avec
raison que ce chiffre n'est pas aussi effrayant
qu'il pourrait sembler au premier abord, puisque
la moyenne des tuberculeux, par rapport à la
population générale, est d'environ 18 pour
100.

(1) _Gaz. des Hôp._, 1876.

Que la proportion soit un peu plus forte dans l'ulcère de l'estomac, cela n'a rien qui puisse nous surprendre; le malade, épuisé par la douleur, anémié par les hémorrhagies, inanitié par l'impossibilité de garder des aliments, est évidemment un terrain tout préparé pour les bacilles tuberculeux.

Mais la proposition inverse est-elle exacte, et la tuberculose peut-elle produire l'ulcère? Ce second point est diversement interprété. Les partisans de cette opinion admettent que la tuberculose peut être cause de l'ulcère, soit par l'anémie qu'elle détermine, soit par les altérations du suc gastrique, soit enfin par l'extension et la transformation des ulcérations tuberculeuses de l'estomac. Mais laissons de côté les deux premières hypothèses, qui seront discutées dans un chapitre ultérieur, et occupons-nous seulement de la dernière. Si les altérations de l'estomac sont fréquentes au cours de la tuberculose, il n'en est pas de même de la localisation des manifestations tuberculeuses sur la muqueuse; la tuberculose stomacale est très rare, et M. Marfan, dans sa thèse (1), n'en rapporte qu'un petit nombre d'observations indiscutables, recueillies dans la littérature médicale. Si donc la transformation de l'ulcération tuberculeuse en ulcère simple existe, elle est exceptionnelle; mais cette transformation est au moins problé-

(1) Marfan, Thèse Paris, 1887.

matique. « Anatomiquement, dit M. Marfan, un
certain nombre de caractères peuvent être assi-
gnés à l'ulcération tuberculeuse de l'estomac;
ces caractères sont suffisants pour la distinguer
de l'ulcère simple. L'ulcération tuberculeuse
peut siéger partout, mais son siège de prédilection est la grande courbure. Elle n'est pas forcément ronde, elle peut être ovalaire ou étoilée.
Elle a des bords épais, infiltrés, formant un
« rempart » (Eppinger). Le fond est, en général,
jaunâtre et granuleux, il répond à la sous-muqueuse; quelquefois, cependant, on y distingue les
fibres de la musculeuse. Des granulations tuberculeuses s'observent autour de l'ulcère, en-
chassées dans la muqueuse qu'elles soulèvent
légèrement. Ces granulations sont ou grises et
très petites, ou jaunes et alors un peu plus
grosses. On peut ne trouver qu'une ulcération ;
mais quelquefois la muqueuse en est complètement recouverte... Presque toujours il existe des
ganglions caséeux au niveau de la petite courbure ou au-dessus du pancréas. Au microscope,
on constate des nodules tuberculeux, développés
dans la zone sous-glandulaire du chorion (Sa-
bourin), ou dans la tunique sous-muqueuse
(Cornil), et une infiltration diffuse suivant les
vaisseaux de ces nappes conjonctives (Balzer).
L'ulcération ne porte que sur la muqueuse et ne
dépasse que rarement la sous-muqueuse; autour
d'elle, les glandes peuvent être kystiques. » (Cornil). Les mêmes caractères sont attribués aux

ulcérations tuberculeuses par Serafini (1), qui admet que la tuberculose doit être considérée comme une cause de l'ulcère rond. Cliniquement, il n'existe aucun signe qui permette de les distinguer l'un de l'autre; mais les caractères anatomiques que nous venons d'énumérer sont suffisants, il nous semble, pour faire admettreque la tuberculose ne saurait produire l'ulcère simple, au moins par l'intermédiaire de sa localisation sur la muqueuse gastrique.

Syphilis. La syphilis (2) peut frapper, quoique très rarement, l'estomac de diverses façons : à la période secondaire, elle peut déterminer un catarrhe gastrique, comme elle provoque un catarrhe intestinal. A la période tertiaire, elle produit des gastropathies dont la nature syphilitique est démontrée par leur résistance à tout traitement antidyspeptique et leur disparition rapide sous l'influence du traitement antisyphilitique. Elle peut déterminer encore une artérite des artères de l'estomac et enfin des gommes. Klebs en a trouvé une, ulcérée, située sur la face postérieure de l'estomac, près de la petite courbure; M. Cornil en a vu plusieurs sur un même estomac, situées au voisinage de la petite cour-

(1) Serafini, *Annali Clin. dell' Ospedale degl' Incurab. de Napoli*, 1888.

(2) Galliard. *Arch. de Méd.*, 1886 (Syphilis de l'estomac).

bure, et non ulcérées. Enfin, on rencontre quelquefois des cicatrices qu'il est difficile d'attribuer plutôt à un ulcère qu'à une gomme, et inversement.

Ces diverses lésions, catarrhe, artérite, gomme, peuvent-elles aboutir à la formation d'un ulcère ? Engel affirme que, sur 100 ulcères de l'estomac, 10 se rencontrent chez des syphilitiques ; Lang dit même 20 sur 100 ; mais M. Galliard conclut de ses recherches qu'il « est contraint de considérer la syphilis comme une des causes les plus exceptionnelles de la maladie de Cruveilhier ».

Et, d'ailleurs, quand bien même cette coïncidence serait aussi fréquente que le croient Engel et Lang, il serait difficile, sans preuves anatomiques sérieuses, d'attribuer un rôle étiologique important à une maladie aussi répandue que la syphilis ; il serait difficile, en un mot, de savoir s'il y a entre les deux maladies une simple coïncidence ou une relation de cause à effet.

Nous nous contenterons de signaler ici, comme causes possibles de l'ulcère : les maladies des vaisseaux, les maladies du système nerveux, les maladies infectieuses, nous réservant d'étudier, au chapitre de la pathogénie, le rôle qu'on leur a fait jouer.

En réalité, dans l'immense majorité des cas, l'ulcère survient sans aucune cause appréciable ; mais, comme il arrive fréquemment, cette pauvreté de données étiologiques précises est dissimulée sous un luxe d'explications, souvent hypothétiques, qu'il nous reste maintenant à examiner.

PATHOGÉNIE

Nombre de théories ont été émises pour expliquer la production de l'ulcère simple et sa chronicité. Sans nous occuper de l'ordre chronologique dans lequel elles ont fait leur apparition, nous essaierons de classer d'abord celles qui ont trait à sa formation, puis celles auxquelles on attribue sa tendance spéciale à l'extension et à la chronicité.

Lorsque Virchow eut découvert et décrit le processus embolique, il sembla tout naturel d'expliquer l'ulcère par une embolie des artères de l'estomac ; le territoire irrigué par le vaisseau oblitéré se nécrosait, puis était digéré par le suc gastrique, et l'ulcère se trouvait ainsi constitué. Certains faits paraissaient confirmer cette théorie. Lebert, en 1852, constatait, chez un chien, la coexistence d'ulcérations gastriques et de concrétions fibrineuses des valvules du cœur. Godivier, en 1869, rapportait une observation d'ulcère du duodénum et d'ulcère de l'estomac, avec embolie de l'artère pancréatico-duodénale.

Embolie.

2

Merkel, puis Rindfleisch trouvaient dans un cas d'ulcère du duodénum de l'athérome aortique et des embolies diverses, notamment dans une artériole duodénale. Dans les observations présentées à la Société anatomique, par MM. Bourneville et Durand en 1868, par M. Lancereaux en 1873, il y avait aussi, en même temps qu'un ulcère de l'estomac, des infarctus de divers organes ; mais la dissection des artères voisines de l'ulcère ne permit pas de découvrir d'oblitération.

Cette théorie, toute séduisante qu'elle soit, est passible de nombreuses objections, tirées tant de la clinique que de l'anatomie normale ou pathologique.

Nous savons, en effet, que les artères de l'estomac ne sont point terminales ; que, bien au contraire, elles présentent une richesse extraordinaire d'anastomoses, décrites avec grand soin par Cruveilhier : anastomoses des gros troncs d'abord, des branches qui cheminent entre le péritoine et la musculeuse ensuite ; nouveau réseau anastomotique dans la tunique sous-muqueuse, puis dans la muqueuse elle-même, entre les artérioles interglandulaires, et enfin entre les capillaires situés autour des orifices des glandes, sous l'épithélium. Dans de telles conditions, pour que la nécrobiose pût se produire, il faudrait ou l'oblitération d'artères volumineuses, ou l'oblitération de nombreuses artères voisines.

D'ailleurs, alors même que la recherche en est faite avec le plus grand soin, comme dans les deux observations de M. Galliard, pour ne citer que celles-là, il est absolument exceptionnel de trouver une embolie des artères de l'estomac. On a constaté, disions-nous, dans un certain nombre de cas, la coexistence d'embolies de divers organes et de l'ulcère de l'estomac ; mais que sont ces rares observations si on considère l'extrême fréquence de l'ulcère rond ? Et, d'autre part, celui-ci n'a-t-il pas été le premier en date ? Serait-on, parce qu'on a un ulcère, à l'abri des embolies ? Cliniquement, enfin, ce n'est point, dans l'immense majorité des cas, chez des malades prédisposés aux embolies par des lésions du cœur ou des gros vaisseaux que nous voyons l'ulcère se développer.

D'ailleurs, lorsque Cottard et Prévost (1) ont injecté des grains de tabac dans l'aorte d'un chien, ce n'est pas un ulcère de l'estomac qu'ils ont produit, mais des ulcérations intestinales multiples ; le tronc cœliaque, en effet, perpendiculaire à l'aorte, ne saurait être que difficilement le trajet suivi par l'embolus.

Dans cette théorie, la nécrobiose serait due à une thrombose des artères de l'estomac, qui reconnaîtrait elle-même pour cause l'artérite aiguë chronique, la dégénérescence amyloïde ou graisseuse des artères.

Thrombose.

(1) _In thèse Lefeuvre_, 1867.

On trouve signalée, dans plusieurs observations de la Société anatomique, la coïncidence d'ulcère simple et d'athérome de l'aorte ou des grosses artères, mais sans examen des vaisseaux de l'estomac. En 1868, à propos de l'observation de MM. Bourneville et Durand, M. Hayem fait observer qu'il a maintes fois rencontré chez des vieillards atteints d'ulcère l'oblitération d'artérioles gastriques. Fœrster (1),Cornil et Ranvier signalent de même la fréquence des thromboses de ces artères.Pour un certain nombre d'auteurs, c'est par la dégénérescence graisseuse des vaisseaux et la thrombose consécutive que doit s'expliquer l'ulcère des chlorotiques. Expérimentalement enfin, Pavy aurait pu déterminer des ulcérations par la ligature d'artérioles de l'estomac.

Cette théorie de la thrombose a à soutenir les mémes objections que la théorie de l'embolie. La richesse des réseaux anastomotiques empêche la nécrobiose, à moins de l'oblitération d'un vaisseau énorme. D'autre part, l'ulcère simple se rencontre rarement chez les individus exposés aux thromboses artérielles, — nous ne parlons pas de la thrombose des chlorotiques, qui n'est qu'une hypothèse, — et à l'autopsie la coïncidence des deux lésions, pour être réelle, n'en est pas moins une rareté. L'âge enfin où l'on rencontre l'athérome n'est pas celui auquel

(1) *Handb. der spec. pathol. Anatomie*, 1863.

on observe l'ulcère ; d'ailleurs, l'ulcères est plus fréquent chez la femme, l'athérome chez l'homme.

Klebs pensait qu'au cours des accès de cardialgie la contraction spasmodique des artérioles pouvait anémier certains points de la muqueuse, qui, ne pouvant plus alors résister à l'action du suc gastrique, se nécrosaient et laissaient des ulcérations à leur place. *Spasme.*

Cette théorie du spasme artériel, reléguée par Leube au rang des pures hypothèses, a été reprise récemment par Openchowski (1).

D'après lui, sous l'influence de l'anémie ou des intoxications, il pourrait se produire des spasmes, amenant l'accumulation des globules blancs dans les vaisseaux, la production de thrombus hyalins et l'altération des parois vasculaires ; il en résulterait un trouble circulatoire aboutissant à l'infiltration hémorrhagique, et enfin une perte de substance à la production de laquelle les sucs digestifs ne seraient probablement pas étrangers. Malheureusement, les recherches de l'auteur n'ont porté que sur des érosions et des ulcères hémorrhagiques de l'intestin.

Pour Rokitansky, l'érosion de la muqueuse était précédée d'hyperhémie et de stase veineuse. Rindfleisch pensa qu'il y avait plus que de l'hyperhémie, qu'il y avait infarctus hémorrhagique. *Stase veineuse Érosion hémorrhagique.*

(1) *Arch. fur Anat. und Phys.*, 1890.

Cet infarctus, d'ailleurs, peut être dû à des causes diverses. Axel Key prétend que, dans les efforts de vomissement, les contractions musculaires compriment les veines, amènent ainsi la stase veineuse et l'hémorrhagie sous-muqueuse. C'est là une pure hypothèse, tout à fait invraisemblable.

Les infarctus hémorrhagiques sont fréquents dans les troubles du système nerveux. Schiff les a signalés à la suite de lésions des corps optostriés, des pédoncules et de la moelle allongée ; M. Charcot dans l'hémorrhagie cérébrale ; Koch et Ewald à la suite de sections de la moelle cervicale ou dorsale. Mayer les trouvait aussi dans l'intoxication par la strychnine ; il s'agit là, il est vrai, d'hyperémie active, et il en est probablement de même dans les cas de brûlures étendues du tégument externe, qui s'accompagnent d'ulcérations duodénales.

Toutes ces causes d'érosions hémorrhagiques sont indéniables ; mais ce ne sont pas, nous le savons, les conditions ordinaires dans lesquelles nous observons cliniquement l'ulcère ; on ne rencontre pas l'ulcère plus fréquemment chez les hémiplégiques que chez les autres individus. Si l'ulcère simple avait fréquemment son point de départ dans une érosion hémorrhagique, on devrait le rencontrer souvent dans toutes les maladies s'accompagnant d'une gène de la circulation porte : maladies du cœur, du poumon, du foie, etc. Il n'en est rien cependant, et, dans tous ces cas, on observe simplement des ecchymoses, des érosions hémorrhagiques ponctuées, ne donnant lieu qu'à une mortification très superficielle de la muqueuse et n'ayant aucune tendance à se transformer en véritables ulcères. Ce sont encore des érosions et non des ulcères qu'a obtenues Muller (1) en liant la veine porte chez des lapins. Et, en injectant dans les veines crurales d'un chien des boulettes de cire qui cheminèrent dans la veine cave inférieure et gênèrent ainsi la circulation porte, Panum (2) a obtenu plusieurs érosions, mais une seule ulcération de la grosseur d'une noisette.

A côté de ces théories, qui cherchent à expliquer la production de l'ulcère par des troubles de la circulation artérielle ou veineuse, il faut citer une hypothèse récemment émise par Rasmussen (3). Cet auteur a signalé sur la face antérieure de l'estomac l'existence d'un sillon qui, commençant vers le milieu de la petite courbure, ou un peu plus près du pylore, descend presque perpendiculairement sur la grande courbure. Au niveau de cette dépression qui correspond au rebord des fausses côtes, il existe un épaississement marqué de la séreuse, avec, quelquefois, production d'adhérences et atrophie de la

Névrose
par pression.

(1) *Das corrosive Geschwär im Magen und Darmkanal,* 1860.

(2) *Virchow's Archiv,* 1862.

(3) *Centralb. fur Med. Wien.* 1887.

muqueuse. Rasmussen a remarqué, ainsi que plusieurs médecins de Copenhague, que l'on trouvait fréquemment à l'autopsie de vieilles cicatrices d'ulcère sur le trajet de ce sillon et symétriquement sur la face postérieure. L'ulcère simple, d'après Rasmussen, résulterait ainsi d'une nécrose par pression ; il serait possible, d'ailleurs, que la pression du foie eût une action analogue à celle du rebord des fausses côtes.

Cette remarque de Rasmussen est à rapprocher de quelques autres faites par beaucoup d'auteurs qui attribuaient un certain rôle, dans la pathogénie de l'ulcère, à la pression des vertèbres sur la face postérieure, du corset sur la face antérieure, des cordons des jupes, des ceintures, etc. Ces auteurs, il est vrai, considèrent alors l'ulcère comme étant le résultat non d'une irritation chronique, d'une nécrose par pression, mais d'hémorrhagies sous-muqueuses ou d'infarctus hémorrhagiques, produits au moment de l'hyperhémie qui accompagne la digestion.

Traumatismes extérieurs

Nous avons vu, en étudiant l'étiologie, que quelques observations semblaient plaider en faveur de l'origine traumatique de certains ulcères de l'estomac. On s'est demandé si, dans ces cas, l'ulcération ne succédait pas à une hémorrhagie ou à un abcès sous-muqueux. Hoffmann (1) a « vu une fois un décollement de la muqueuse au fond de l'estomac, ayant la largeur

(1) *Éléments de médecine légale*. Traduct. Lévy. 1881.

de la paume de la main, chez un homme qui
avait été pris entre deux tampons de wagon, et
présentait des ruptures du foie et de la rate ».
Ritter (1), dans ses expériences sur des chiens,
put, par des traumatismes, produire des lésions
analogues ; mais, d'après lui, la qualité du suc
gastrique doit avoir sur l'évolution de ces lésions
une influence considérable ; le traumatisme à
lui seul ne peut produire l'ulcère, il faut qu'il
survienne chez un hyperchlorhydrique.

Vanni (2) reprend les expériences de Ritter en
les variant. Aux lapins d'une première série
il donne, avec un petit marteau de bois, un coup
unique et violent sur la région épigastrique,
l'estomac étant plein et dans le milieu de la
période digestive. Dans une seconde série d'expériences, les animaux étant placés dans les
mêmes conditions de réplétion stomacale, il frappe
sur l'épigastre de petits coups répétés. Les
lapins d'une troisième série, après avoir subi un
jeûne de trois jours, reçoivent un seul coup
appliqué avec force. Dans la première série, Vanni
obtint des déchirures de la muqueuse, suivies,
quelquefois, d'un processus ulcératif qui pouvait
s'étendre jusqu'à la musculaire. Dans la seconde,
il trouva une inflammation diffuse, des hémorrhagies interstitielles ou sous-muqueuses d'une
plus ou moins grande étendue, et, par places,
des pertes de substance dues soit aux infarctus

(1) *Zeitschr fur klin. Med.*, 1888.
(2) *Lo sperimentale Luglio*, 1889.

hémorrhagiques, soit à l'anémie locale qui résultait d'après lui du spasme des vaisseaux. Autour de ces pertes de substance, on pouvait observer un processus inflammatoire secondaire, dû à la présence de parasites ; mais la lésion ulcéreuse était primitive et n'était nullement la conséquence d'une inflammation. Dans la troisième série, enfin, il n'obtint qu'une seule fois une irritation inflammatoire circonscrite. Il en conclut que, dans les cas de traumatisme, l'ulcère n'est pas le résultat d'une inflammation, mais d'une déchirure, d'un infarctus hémorrhagique, ou d'une anémie spasmodique d'un point de la muqueuse, sur lequel agirait ensuite le suc gastrique.

Dans aucune de ces expériences il n'a été, en réalité, produit d'ulcère vrai, d'ulcère simple chronique. D'autre part, dans presque toutes les observations cliniques connues d'ulcère par traumatisme, nous voyons les malades guérir en trois semaines, un mois, six semaines au plus, et guérir à tout jamais. On est en droit de se demander si, au lieu d'un ulcère vrai, il ne s'est pas produit chez eux une ulcération banale, par suite de la nécrose consécutive à l'hémorrhagie sous-muqueuse, ulcération qui s'est cicatrisée comme elle l'aurait fait dans toute autre région du corps, un peu plus lentement peut-être, mais sans cette tendance à l'extension, à la chronicité, à la récidive, qui est la caractéristique de l'ulcère simple.

Les mêmes objections peuvent être faites aux

expériences dans lesquelles on a irrité directement la muqueuse, soit, comme Vanni, avec les mors d'une pince, après laparotomie chez des chiens, soit, comme Decker, par l'introduction d'aliments très chauds.

Decker (1) anesthésie deux chiens et leur dépose dans l'estomac, par la sonde œsophagienne, une petite quantité de bouillie à 50°. Il répète la même expérience, à quelques jours d'intervalle, quatre fois chez l'un, huit fois chez l'autre, et les sacrifie tous deux par la chloroformisation prolongée.

La muqueuse stomacale du premier a partout son aspect normal, excepté en un point situé près du pylore, où l'on constate une plaque d'hyperhémie large d'un centimètre environ, et que l'on reconnaît, au microscope, être due à une extravasation sanguine entre la tunique muqueuse et la musculeuse.

La muqueuse du second présente des plaques de rougeur catarrhale et sur la face postérieure une tache rouge sombre, grande comme une pièce de 1 franc environ, au niveau de laquelle il existe une hémorrhagie entre la muqueuse et la musculaire, s'accompagnant d'un léger décollement de la muqueuse, qui est atrophiée et filamenteuse. De plus, on trouve près du pylore deux pertes de substance, infundibuliformes, à bords nettement découpés, présentant à l'œil nu

(1) *Berl. klin. Wochenschr.*, 1887.

tous les caractères d'un ulcère rond, au microscope une destruction complète des tuniques muqueuse et musculaire. Ce sont donc bien, en réunissant les deux autopsies, les **trois stades** de l'ulcère simple : 1° infiltration hémorrhagique avec intégrité de la muqueuse ; 2° infiltration hémorrhagique avec altération de la muqueuse ; 3° destruction complète de la muqueuse et de la musculaire.

Decker a obtenu, pour être plus exact, les trois stades de l'ulcération gastrique ; il reste, pour que ce soit un ulcère rond, la condition indispensable de la tendance à la chronicité.

Déjà Quincke (1) avait produit chez les chiens des ulcérations de l'estomac. Il établissait une fistule gastrique par laquelle il pouvait suivre l'évolution des ulcérations qu'il produisait de façons très différentes : pincement de la muqueuse avec une pince ; constriction temporaire ou permanente d'un pli de la muqueuse par un fil ; excision d'un lambeau de muqueuse ; attouchements par des fers chauds ou rouges ; cautérisations avec l'alcool, le nitrate d'argent, l'acide nitrique fumant ; injection sous-muqueuse de solution de nitrate d'argent et de perchlorure de fer.

Ni ces traumatismes, ni les ulcères qui les suivirent dans tous les cas ne déterminèrent de douleurs ou de troubles de la digestion et de la

_____

(1) *Deutsch. Med. Woch.*, 1882.

nutrition. Ces ulcères, d'ailleurs, se produisirent et guérirent rapidement.

Ces expériences sont corroborées par la clinique. Il est vraisemblable que l'estomac est souvent lésé, jusqu'à l'ulcération peut-être, par des aliments durs ou grossiers, les fragments d'os, des aliments trop chauds, des spiritueux ; il est certainement ulcéré dans certains cas où la sonde œsophagienne enlève un lambeau de muqueuse. Mais toutes ces blessures évoluent vers la guérison avec une grande rapidité et souvent sans déterminer de symptômes.

Il est donc bien évident que, cliniquement et expérimentalement, il se produit des ulcérations de la muqueuse, mais que ces ulcérations, pour évoluer à la façon des ulcères simples, pour se transformer en ulcères simples, nécessitent d'autres circonstances aussi importantes pour leur transformation que le traumatisme pour leur production.

Si ces traumatismes suffisaient d'ailleurs, il serait impossible d'oser entreprendre une gastrostomie ou gastrotomie, ou autre opération du même genre. Chacun connaît cependant la rapidité de cicatrisation des plaies chirurgicales de l'estomac.

La théorie de la gastrite est la plus ancienne. Cruveilhier, après avoir nettement séparé l'ulcère du cancer, écrivait : « L'érosion de la muqueuse se fait en vertu de ce travail morbide qu'Hunter a si ingénieusement nommé inflammation ulcéreuse. »

Puis, quand eurent paru les travaux de Rokitansky, de Virchow et des autres, cette opinion
fut abandonnée par la plupart des auteurs,
soutenue mollement par d'autres, diversement
comprise par tous. C'est ainsi que Billard admet-
tait une éruption furonculaire des glandes muci-
pares, ou le ramollissement partiel inflammatoire ou la gangrène ; Gérard, les abcès sous-
muqueux ; Grisolle, puis Damaschino, la gastrite
chronique ulcéreuse, sans donner d'ailleurs la
description anatomo-pathologique de l'affection
qu'on désignait ainsi. M. Galliard (1) reprit la
question et lui donna, cette fois, un substratum
anatomique.

Après avoir rapporté une observation de
M. Laveran, il donne deux observations personnelles dans lesquelles il a examiné avec soin des
fragments de la paroi stomacale, pris au pylore,
au cardia, à la grosse tubérosité, à la face antérieure, à la face postérieure. Dans tous les points,
avec des différences d'intensité seulement, et
maximum à la région pylorique, il a trouvé des
lésions de gastrite intéressant la muqueuse avec
la *muscularis muscosæ* et la tunique celluleuse.
« J'ai décrit, dit-il, au-dessous des glandes des
cellules rondes embryonnaires qui se disposent
entre la couche glandulaire et la musculeuse
sous-muqueuse en amas d'abord arrondis, puis
ovalaires, puis pourvus de prolongements

____

(1) Thèse 1881.

destinés à atteindre, à un moment donné, la surface de la muqueuse en forçant la barrière épithélicale. Les cellules ainsi colletées dégénèrent, se transforment peu à peu en globules de pus et, devenues libres, laissent à leur place une cavité comparable à celle des abcès, constituant d'abord une simple érosion, puis, grâce à l'extension centrifuge, un véritable ulcère. »

En admettant que cette gastrite ulcéreuse soit primitive, ce que nous discuterons plus loin, nous pouvons, dès maintenant, nous demander pourquoi l'ulcère est si souvent unique, puisqu'il existe une telle diffusion de lésions; pourquoi, encore une fois produit, cet ulcère a une si grande tendance à persister et à s'étendre. A cette dernière objection, on pourrait répondre que les bords et le fond de l'ulcération sont le siège d'un travail inflammatoire dont le résultat est de les rendre beaucoup moins résistants à l'action du suc gastrique. Mais, s'il suffit qu'un point de l'estomac soit enflammé pour ne plus résister à cette action digestive du contenu stomacal, et si les bords de l'ulcère sont toujours enflammés, il n'est plus possible de comprendre la réparation de l'ulcération, la cicatrisation qui se rencontre dans la moitié des cas. N'avons-nous pas vu, d'ailleurs, que Quincke et Dœttwyler, que Vanni, que Decker, ont, par des procédés différents, irrité au plus haut point la muqueuse stomacale, sans pouvoir déterminer la production d'un ulcère?

Théorie éclectique.

L'impossibilité d'expliquer la formation de l'ulcère par une cause déterminée a conduit à une théorie éclectique, d'après laquelle toutes les causes capables de produire une plaie dans les divers tissus peuvent, dans l'estomac, donner lieu à un ulcère. Personne, dans cette voie, n'a été plus loin que Brinton. « Si l'on tient compte, dit-il, des faits nombreux que nous possédons aujourd'hui, on voit qu'il faut nier l'existence d'une maladie spécifique ayant droit au nom d'ulcère de l'estomac. Toutes les variétés de forme, de marche, de nombre et de terminaison de cette lésion tiennent à autant de causes différentes que la maladie elle-même. En un mot, nous n'avons pas plus le droit de dire « l'ulcère de l'estomac » que « l'ulcère de jambe », pas plus de raison d'assigner à l'ulcère de l'estomac un début invariable par l'hémorrhagie, le ramollissement ou le dépôt de lymphe au-dessous de la muqueuse, que de restreindre le début d'une ulcération analogue de la jambe à l'une ou à l'autre de ces causes : une ecchymose, une pustule, un abcès superficiel, une brûlure ou une varice. Si l'expérience de tous les jours nous montre que des ulcères extérieurs ou cutanés peuvent avoir l'une quelconque de ces lésions pour point de départ immédiat ou nécessaire, tout en gardant les traits caractéristiques du travail ulcératif qui les détermine, tout nous conduit à admettre une explication analogue de l'ulcération qui se fait à l'intérieur de l'estomac. »

Quelle que soit l'idée qu'on se fasse de la lésion qui est le point de départ de l'ulcère de l'estomac, il est bien certain que cet ulcère ne se comporte pas comme un ulcère d'une autre région, du gros intestin ou du jejuno-iléon, par exemple : il a une tendance manifeste à s'accroître.

Tous les auteurs attribuent cette particularité à un phénomène d'auto-digestion. A l'état normal, l'estomac est protégé contre le suc gastrique par ses couches superficielles, plus spécialement par son épithélium. Que ce dernier vienne à disparaître ou à être altéré, le suc gastrique peut aussitôt exercer son action nocive sur la muqueuse : l'estomac se digère lui-même ; or, cette circonstance n'est-elle pas réalisée dans l'embolie, la thrombose, l'infarctus hémorrhagique, la gastrite et les plaies de toutes sortes ?

S'il en était ainsi cependant, rien ne serait plus simple que de provoquer un ulcère de l'estomac : il suffirait de réséquer, de détruire, par un moyen quelconque, une portion plus ou moins étendue de la muqueuse. Malheureusement, pour la théorie, il n'en est rien. Nous avons vu échouer toutes les expériences faites dans ce sens sur des chiens, dont le suc gastrique est si actif : on n'a pu produire que des ulcérations qui cicatrisaient rapidement et d'elles-mêmes. Nous savons, d'autre part, que les plaies accidentelles de la muqueuse stomacale guérissent le plus souvent sans être suivies d'un ulcère; que les chirurgiens, enfin, peuvent pratiquer sur l'estomac diverses opérations (gastrotomie, gastrostomie, gastrectomie, etc.), sans avoir à redouter, au moins dans l'immense majorité des cas, la production d'un ulcère.

Altération du sang.

Cette théorie étant insuffisante pour expliquer l'extension de l'ulcère et sa persistance, on l'a modifiée en supposant que l'auto-digestion se produit seulement dans les cas où il existe, soit une altération du sang, soit une altération du suc gastrique. Normalement, disent les partisans de cette théorie, les couches superficielles de la muqueuse sont protégées contre l'action digestive du suc gastrique par l'alcalinité du sang qui circule dans leur épaisseur et suffit à combattre l'acidité chlorhydrique. Que le sang devienne moins alcalin ou le suc gastrique plus acide, la muqueuse, insuffisamment défendue, se laisse digérer.

Pavy, dans ses expériences, avait constaté qu'en mettant des acides au contact de la paroi stomacale sans altération préalable ce contact ne déterminait pas d'ulcère ; tandis que l'ulcère se produisait toujours si l'artériole irriguant le territoire touché avait d'abord été liée. Il expliquait ces résultats en disant que l'alcalinité du sang empêchait l'action des acides sur la muqueuse, et il concluait, au point de vue de la pathogénie de l'ulcère simple, que deux conditions étaient nécessaires à sa production : l'anémie de la paroi et l'acidité du suc gastrique. Mais ces expériences prouvent plus pour les troubles de nutrition de la paroi que pour la théorie qui nous occupe en ce moment.

Von Sohlern (1) a remarqué que, chez les paysans russes, chez les paysans de la Rhœn et des Alpes de Bavière, peuples pauvres, qui se nourrissent surtout de lait, d'œufs et de pommes de terre, l'ulcère de l'estomac est une affection extrêmement rare. Cette rareté tiendrait, d'après lui, à ce que ces individus vivant exclusivement ou presque exclusivement de lait et de végétaux, introduisent dans leur sang une quantité de potasse beaucoup plus considérable que ceux qui ont un régime mixte ou richement animal.

Jaworski et Korczinski (2) confirment la remarque de von Sohlern : sur 820 autopsies, faites dans l'institut de Browicz, à Krakau, ils n'ont trouvé que deux fois l'ulcère de l'estomac, soit 0.24 pour 100, proportion notablement inférieure à la normale; tandis qu'ils ont observé 16 cancers, soit 1.9 pour 100, proportion donnée par tous les auteurs. Mais, pour eux, c'est aux carbonates alcalins et non aux sels de potasse qu'il faut attribuer l'alcalescence plus grande du sang.

Il nous parait difficile d'admettre une théorie qui ne repose que sur des hypothèses et en faveur de laquelle ne plaide, à notre connaissance, aucun

(1) *Berlin. Klin. Woch.*, 1889.
(2) *Loc. cit.*

fait expérimental ou clinique, si l'on excepte deux cas où Silbermann aurait trouvé une diminution de l'alcalinité du sang coïncidant avec l'hémoglobinémie.

Chlorose et Anémie.

Nous avons eu souvent déjà l'occasion de parler du rôle que joue la chlorose dans l'étiologie de l'ulcère simple. Pour les uns, elle agit en déterminant une dégénérescence graisseuse des petits vaisseaux et, consécutivement, de la thrombose ; pour d'autres, c'est grâce au spasme de ces petits vaisseaux que se produisent les thrombus hyalins et la nécrose. Nous verrons plus loin que Riegel a trouvé fréquemment l'hyperacidité gastrique dans la chlorose et attache à cette notion une grande importance pathogénique. C'est à l'anémie, enfin, que Quincke et Dœttwyler attribuent le rôle principal dans l'évolution de l'ulcère rond ; tandis, en effet, que les ulcérations gastriques qu'ils produisaient chez des chiens ordinaires se cicatrisaient en un temps variable entre cinq à dix-huit jours, les mêmes ulcérations mettaient trente et un jours pour se réparer chez des chiens rendus préalablement anémiques par des saignées successives.

Il est infiniment probable que, dans des conditions analogues, une plaie de toute autre région eût également exigé, pour guérir, un temps plus considérable qu'à l'état normal.

Nous n'avons nullement l'intention de nier les relations qui existent entre l'anémie et l'ulcère de l'estomac ; nous pensons même, avec

la plupart des auteurs, que la chlorose précède
fréquemment l'ulcère ; mais, dans ces cas, n'est-
elle pas une anémie symptomatique d'un ulcère
latent? Les cas ne sont pas moins nombreux où
l'ulcère est le premier en date, l'anémie se
développant secondairement du fait de l'alimentation insuffisante, des douleurs et des gastrorrhagies. Cette notion est d'ailleurs confirmée
par la thérapeutique ; si, chez un malade atteint
d'ulcère et d'anémie, vous administrez le fer et
les divers médicaments employés d'ordinaire
contre l'anémie, vous avez des résultats déplo-
rables ; appliquez le traitement de l'ulcère,
votre malade guérira de sa lésion stomacale et,
consécutivement, de son anémie.

Chez deux malades atteints d'ulcère rond,
âgés l'un de quinze ans, l'autre de seize, Silbermann (1) a trouvé une altération profonde du sang,
caractérisée par la diminution de l'alcalinité,
la dissolution de l'hémoglobine, la décoloration
des globules rouges, la diversité de leurs formes,
la diminution de leur volume et de leur nombre ;
il y avait hémoglobinémie sans hémoglobinurie.

Hémoglobiné-mie.

Les mêmes modifications du sang peuvent
être expérimentalement produites chez les chiens,
soit par l'injection intra-veineuse ou intra-périto-
néale d'hémoglobine dissoute, soit par l'injection
sous-cutanée d'une solution faible d'acide pyro-
gallique. Elles s'accompagnent toujours de
l'hyperhémie veineuse et de l'anémie artérielle de

(1). *Deutsch. Med. Woch.*. 1886.

tous les organes, plus spécialement des viscères abdominaux. Si, par cette méthode, on rend hémoglobinémique, un chien auquel on a lié une artériole gastrique on constate que l'ulcération stomacale résultant de cette ligature est, après quatre semaines, profonde, en voie d'évolution et prête à perforer la paroi, alors qu'après le même laps de temps, une ulcération produite de la même façon, mais chez un chien non hémoglobinémique, est déjà complètement cicatrisée.

Ces expériences montreraient, d'après Silbermann, que l'hémoglobinémie peut produire l'ulcère rond, puisqu'elle provoque l'hyperhémie veineuse et l'anémie artérielle qui le précèdent, et en sont pour ainsi dire le premier stade ; elles montreraient aussi que cette altération du sang suffit pour expliquer la chronicité de l'affection stomacale. Cependant, il manque un anneau à cette chaîne, Silbermann n'a pu, par l'hémoglobinémie seule, produire des ulcérations gastriques ; il faudrait donc admettre l'action adjuvante d'une cause occasionnelle, et l'hémoglobinémie ne pourrait ainsi qu'entretenir la chronicité.

Quant aux autres objections que l'on peut faire à cette théorie de l'hémoglobinémie, elles sont les mêmes que celles que nous avons opposées à la théorie de l'anémie, et nous ne les exposerons pas de nouveau ; nous nous contenterons d'ajouter que nous n'avons jamais rien observé de semblable ; cette hémoglobinémie sans hémoglobinurie nous paraît extraordinaire, et nous ne

citons les observations de Silbermann qu'à titre
de curiosité.

Les analyses chimiques du suc gastrique, faites
dans ces dernières années, ont montré que,
dans les cas d'ulcère simple, son acidité s'élevait
de 2 pour 1000, chiffre normal, à 3, 4 et même
5 pour 1000 ; on a montré, de plus, que sa puissance digestive était notablement exagérée. On
veut avoir trouvé dans ces altérations du suc
gastrique l'explication de l'auto-digestion.

Mais là ne s'est pas arrêtée la théorie. Jaworski et Korczinski (1) soutiennent cette opinion
que l'ulcère est précédé de gastrite et d'hyperchlorhydrie, de catarrhe acide en un mot. « Il
est difficile de comprendre, disent-ils, que
l'ulcère, qui représente une perte de substance
nécrotique locale, doive amener une maladie
catarrhale de toute la muqueuse, alors qu'après
des pertes de substance artificielles il ne survient
aucune altération de cette muqueuse.

« Il est bien plus rationnel, d'après nos observations, que le catarrhe acide puisse être cause de
l'ulcère. On ne peut affirmer que le dernier soit
la suite obligée du premier, car les observations
cliniques montrent que tous les catarrhes acides
n'aboutissent pas à l'ulcère. La coïncidence très
fréquente de ces deux affections permet cependant de supposer que les altérations anatomiques
de la muqueuse en rapport avec un suc gas-

Altération
du suc
gastrique.

____

(1) *Loc. cit.*

trique très digestif forment une condition très favorable à la production de l'ulcère.

« Cette opinion a déjà été émise par Regel(*Zeitsch. fur Klin. Medicin*, 1887) et plus récemment par Talma (*Referal in Centralbl. fur Medic. Wissenschaft*, 1889). Si l'on tient compte de ce fait que l'ulcère se rencontre surtout à la région pylorique, où, par suite du rassemblement plus considérable des glandes à pepsine, la pepsine existe en plus grande quantité et forme avec l'acide chlorhydrique affluant du fond de l'estomac, un suc éminemment digestif, il ne paraît pas invraisemblable d'affirmer que les ulcères résultent de l'action d'un suc gastrique puissant sur la muqueuse altérée du pylore. Nous ne disons pas cependant que, dans tous les cas sans exception, l'ulcère se produise de cette façon. Il est possible qu'il se forme aussi sous certaines influences nocives capables d'abaisser la nutrition de la muqueuse et considérées comme des causes par beaucoup d'auteurs ; mais il en est tout particulièrement ainsi dans les cas où il existait préalablement un catarrhe acide.

« Nous citerons, parmi ces conditions, qui ne sont pour nous que des causes occasionnelles, les troubles de nutrition de certaines parties de la muqueuse par embolie ou thrombose (Virchow, Cohnheim), par resserrement spasmodique dans les efforts de vomissement (Rindfleisch), ou les cardialgies (Axel Key). On ne peut nier de même qu'une hémorrhagie ou un infarctus hémorrhagique, qui se produit dans la muqueuse lors de lésions du cerveau ou du bulbe (Schiff, Ebstein) ou après un traumatisme (Ritter), ne puisse être cause d'un ulcère, particulièrement dans les cas où il y a un catarrhe acide préalable... « L'individu qui a un catarrhe acide peut avoir un ulcère, de même qu'un malade atteint de catarrhe muqueux ou atrophique peut avoir un cancer. »

Le catarrhe acide est donc, d'après ces auteurs, la cause de l'ulcère, et cette lésion résulte de l'action hyperdigestive du suc gastrique sur des points de la muqueuse altérés, exceptionnellement par embolie, thrombose ou spasme, le plus souvent par l'inflammation catarrhale elle-même.

Mais, d'une part, il y a souvent hyperchlorhydrie sans ulcère ; d'autre part, l'hyperacidité n'est pas constante, et, comme le reconnaissent d'ailleurs les auteurs qui l'ont découverte, elle manque assez souvent; dans nombre de cas, il y a acidité normale ou même hypochlorhydrie. Lors même qu'elle existe, il n'est pas démontré qu'elle soit la cause et non l'effet de l'ulcère. L'ulcère, grâce aux douleurs qu'il détermine, ne donne-t-il pas lieu à des réflexes qui modifient les sécrétions ?

Ne voyons-nous pas ainsi fréquemment varier la qualité et la quantité des sécrétions d'un organe qui est le siège de vives douleurs ? Il suffit de rappeler ce qui se passe pour les sécrétions oculaires, narales et buccales, dans les névralgies de la face. L'hyperchlorhydrie, une fois produite, agit d'ailleurs très probablement à son tour pour augmenter la douleur et ainsi les troubles sécrétoires.

La gastrite elle-même est vraisemblablement plus souvent secondaire que primitive : l'irritation de la muqueuse par l'ulcération produit une sorte de contracture du pylore, d'où résultent la stase des aliments, la dilatation de l'estomac et finalement la gastrite.

La thérapeutique nous montrera, en effet, que, par la diminution ou la suppression de la douleur, jointe s'il est nécessaire à d'autres moyens, on diminue l'hypersécrétion, on faciltie l'évacuation du contenu stomacal et empêche ainsi la stase des aliments et la gastrite consécutive.

Aux arguments précédents qui montrent l'insuffisance de la théorie de l'auto-digestion, qu'on nous permette d'ajouter d'autres preuves tirées de ce qui se passe dans l'œsophage et dans l'intestin. On observe, dans la dernière partie de l'œsophage et les premières portions du duodénum des ulcères analogues à ceux de l'estomac et auxquels nous consacrerons un chapitre spécial. Or, est-il vraisemblable qu'il reflue dans l'œsophage des quantités de suc gastrique telles qu'il digère la paroi de cet organe ? Pour l'intestin, on fait remarquer que l'ulcère existe seulement dans la première partie du duodénum, là où s'exerce encore l'action du suc gastrique, tandis qu'on ne l'observe plus au-dessous de l'orifice pancréatico-biliaire où, les acides de l'estomac se trouvant saturés, le suc gastrique perd toute son action. Mais, à partir de cet endroit intervient l'action du suc pancréatique, dont la puissance digestive est beaucoup plus grande que celle du suc gastrique, et cependant il n'existe pas d'ulcère pancréatique de l'intestin.

De toutes ces discussions, nous conclurons que certainement l'action du suc gastrique, surtout quand il est hyperacide, gêne la cicatrisation des ulcères, mais qu'elle ne saurait expliquer ni leur formation, ni leur persistance. Et, devant les caractères anatomiques si particuliers de l'ulcère, devant ses symptômes cliniques habituellement si tranchés, nous sommes conduits à en faire une affection spécifique, c'est-à-dire due à une cause spéciale. Quant à la nature de cette cause, nous l'ignorons complètement, comme nous ignorons la cause de la plupart des maladies spécifiques, la syphilis par exemple.

Chaque fois, aujourd'hui, qu'il s'agit d'affections reconnues ou supposées spécifiques, on est enclin à penser qu'un microbe est l'agent pathogène de la spécificité. En 1874, Bœttcher(1) annonça qu'il avait assez souvent rencontré des micro-organismes dans les bords et le fond de l'ulcère; la même remarque a été faite depuis par plusieurs auteurs pour les ulcérations qu'ils produisaient expérimentalement; mais de nouvelles

Origine infectieuse.

(1) *Dorpat. med. Zeits*, 1874.

recherches faites chez l'homme n'ont pas été couronnées de succès ; l'auraient-elles été d'ailleurs qu'il resterait toujours à déterminer si l'infiltration microbienne est primitive ou secondaire.

M. Letulle (1) a récemment repris la question sous une autre forme et cherché à développer cette opinion qu'un certain nombre d'ulcères simples de l'estomac ou de la partie supérieure du duodénum sont la conséquence d'une maladie infectieuse plus ou moins récente. Il a observé pour son compte cinq faits de ce genre : dans le premier, un ulcère du duodénum est survenu quatre mois après la guérison d'une suppuration du sinus maxillaire ; dans le second, des crises de gastrorrhagie se produisirent dix ans après la guérison du farcin chronique ; dans le troisième, quatre ans après une variole, se montrèrent des hématémèses répétées ; le quatrième concerne un malade qui, entre deux poussées de dysenterie chronique, eut deux hématémèses accompagnées de douleurs épigastriques persistantes ; dans le cinquième cas, enfin, il s'agit d'une lymphangite suppurée d'un des membres inférieurs, qui fut suivie d'ulcère quatre semaines après sa guérison. Les auteurs ont d'ailleurs depuis fort longtemps remarqué la coïncidence de l'ulcère simple et des maladies infectieuses ; ils en ont décrit à la suite de fièvre

____

(1) *Acad. des Sciences et Soc. méd. des hôp.*, 1888.

intermittente, d'état puerpéral, de péritonite, pleurésie, maladies du cœur, tuberculose, syphilis, abcès du poumon, typhus abdominal, choléra, pemphigus aigu, charbon, endocardite ulcéreuse, gangrène diabétique, etc., etc. M. Cornil et M. Chauffard ont montré, d'autre part, qu'il existait, dans la fièvre typhoïde une gastrite infectieuse, que le processus typhique pouvait atteindre les amas lymphatiques de la muqueuse stomacale au même titre que les follicules clos et les plaques de Peyer, qu'enfin l'inflammation de ces points lymphatiques pouvait aboutir à la formation d'abcès miliaires. M. Letulle a observé, de plus, dans la fièvre puerpérale des érosions hémorrhagiques, des ulcérations dues à des thromboses veineuses.

« A l'autopsie d'une femme ayant succombé à la fièvre puerpérale dans un service d'accouchement, M. F. Widal, qui poursuivait ses recherches sur les germes pathogènes de la fièvre puerpérale, voulut bien me confier l'estomac. La muqueuse présentait au niveau de la partie moyenne de la face antérieure de l'organe deux exulcérations hémorrhagiques taillées à pic, au-dessous desquelles on apercevait à l'œil nu des veinules gorgées de caillots sanguins. L'examen histologique me permet de constater l'existence à ce niveau d'ulcérations n'ayant pas complètement détruit l'épaisseur totale de la muqueuse gastrique infiltrée largement de sang. Il s'agissait, bien évidemment, d'infarctus hémorrhagiques étendus de la muqueuse et de la sous-muqueuse ; les veinules sous-jacentes à l'ulcé-ration étaient thrombosées et une quantité considérable d'éléments lymphatiques infiltraient les mailles du tissu conjonctif sous-muqueux. La recherche des microbes par la nouvelle méthode de Weigert me démontra la présence d'un nombre considérable de streptococci uniquement logés dans l'intérieur des veinules thrombo-sées. » (Letulle).

Asthon (1) a même trouvé chez une femme morte au cinquième jour d'une fièvre puerpérale deux ulcérations stomacales larges de 3 à 4 cen-timètres, situées l'une sur la face antérieure, l'autre sur la face postérieure. « Près des grandes ulcérations on trouva des infarctus hémorrha-giques gros comme des pois, autour desquels il y avait un commencement de macération de la muqueuse stomacale. »

Expérimentalement, Panum, Lebert, ont pu produire autrefois des ulcérations gastriques en injectant du pus dans les artères ou les veines périphériques. M. Letulle a produit des taches ecchymotiques et des ulcérations en injectant dans le péritoine du cobaye une culture pure de staphylocoque pyogène.

« Les lésions obtenues variaient, dit-il, depuis des ecchymoses jusqu'à de vastes ulcérations arrondies menaçant de perforer les parois

____

(1) *In Quiroga*, thèse, 1888.

de l'estomac expérimentalement dilaté (1). »

MM. Chantemesse et Widal ont produit aussi des ulcérations de l'estomac, en injectant soit dans l'estomac d'un cobaye, soit dans le péritoine, des cultures d'un bacille qu'ils ont trouvé dans les selles d'un dysentérique :

« Les cobayes (2) nourris par la bouche avec les cultures pures paraissent pendant les premiers jours ne ressentir aucun mauvais effet de ce traitement. Si on les sacrifie au bout de huit jours, on trouve l'estomac parsemé de quelques ulcérations du volume d'une petite lentille.

« Si l'on a pris soin d'alcaliniser le contenu de l'estomac avec du carbonate de soude avant l'injection du bacille dyssentérique, les lésions produites par le microbe sur la muqueuse sont beaucoup plus accentuées. Elles se présentent sous forme de large splaques ulcérées, à contours irréguliers, recouverts d'une fausse membrane pultacée et reposant sur des parois indurées, blanchâtres, d'aspect fibreux. »

Les maladies infectieuses, soit directement par leurs microbes, soit indirectement par les microbes des maladies secondaires dont elles sont suivies, pourraient donc produire les ulcères de l'estomac.

Le mécanisme (3) qui préside à l'établissement

(1) *Acad. des Sciences*, 1888.
(2) *Ibid.*
(3) Letulle. *Acad. des Sciences*, 1888.

de ces lésions ulcératives d'origine infectieuse peut être double : tantôt, ce sont les cas qui me paraissent les plus rares, l'ingestion des germes pathogènes permet leur culture à la surface de la muqueuse gastro-duodénale ; tantôt les éléments morbigènes véhiculés au hasard des courants sanguins ou lymphatiques viennent se greffer dans les mailles du tissu conjonctif sous-muqueux. Là, les parasites, trouvant un terrain favorable à leur développement, entravent l'apport des sucs nutritifs et exposent la muqueuse à la corrosion des liquides acides qui le baignent. »

Le terrain, d'ailleurs, ne serait pas sans influence, et la dilatation stomacale jouerait un grand rôle ; c'est, en effet, après avoir déterminé chez les animaux une dilatation permanente de l'estomac par une solution concentrée de carbonate de soude, que MM. Letulle, Chantemesse et Widal ont pu produire des ulcérations gastriques d'origine infectieuse. Cette dilatation est, on le sait, fréquemment la compagne de l'hyperchlorhydrie, et c'est peut-être dans ces cas que pourraient se produire des abcès miliaires, des ulcérations d'origine infectieuse, et consécutivement un ulcère peptique.

« La doctrine infectieuse ou parasitaire de l'ulcère simple, dit M. Letulle (1), coordonnerait d'une manière saisissante les différentes théories pathogéniques qui se disputent, encore de nos

____

(1) *Soc. méd. des Hôp.*, 1888.

jours, l'honneur d'expliquer le mécanisme de l'ulcère : les embolies septiques, l'artérite infectieuse dont la variole serait sans doute un bel exemple, les stases veineuses d'origine cardiopathique ou autres, la gangrène, l'ischémie, l'hyperhémie et l'inflammation, toutes ces causes auraient tour à tour droit de domicile suivant les cas et suivant les espèces de microbes. Et, tranchant sur le tout, l'auto-digestion gastrique, c'est-à-dire la corrosion des parties de la muqueuse, condamnées à l'élimination, attribuerait définitivement à l'acide chlorhydrique et à la pepsine l'action destructive que tant d'auteurs lui refusent encore.

« Il n'est pas jusqu'à la symptomatologie que la doctrine infectieuse n'explique et ne simplifie. Avec un ulcère simple, causé par des lésions infectieuses, on comprend aisément que la maladie puisse demeurer latente pour éclater un jour violemment ; on s'explique ces cas bien connus dont la marche est si précipitée qu'on a voulu les appeler ulcères aigus de l'estomac, les uns évoluant très vite vers la mort par perforation ou par hémorrhagie, les autres se cicatrisant avec une égale rapidité. »

Cette théorie fort séduisante est passible de quelques objections. Les observations personnelles de M. Letulle n'ont pas été suivies d'autopsie, et nous nous demandons si ses malades n'ont pas eu de simples ulcérations ou érosions de la muqueuse gastrique ; ce sont enfin ces lésions qu'il a produites expérimentalement et non des ulcères simples. Il reconnaît d'ailleurs que ces ulcères infectieux présentent certains caractères intéressants : la curabilité assez rapide des lésions, leur bénignité et le peu d'intensité des phénomènes douloureux ; ne sont-ce pas là les caractères des lésions produites par traumatismes directs ou indirects de l'estomac que nous avons déjà étudiées et que nous avons considérées comme de simples ulcérations ? C'est qu'en effet, on a pu le voir dans le cours de ce chapitre, nous persistons dans cette opinion qu'il y a de grandes différences entre les ulcérations et l'ulcère simple, différences anatomiques, cliniques et thérapeutiques.

Aussi terminerons-nous ce long exposé de théories en concluant que, dans l'état actuel des choses, tout en considérant l'ulcère comme une maladie spécifique, nous sommes obligé d'avouer que l'agent de cette spécificité nous est inconnu.

SYMPTOMES

Au point de vue clinique, l'ulcère présente ordinairement deux périodes : une première qu'on pourrait appeler dyspeptique, et une seconde dans laquelle la maladie, qu'on avait jusque-là simplement soupçonnée, est confirmée par l'apparition de symptômes caractéristiques. Quand nous étudierons la marche de la maladie, nous verrons que ce type, ce schéma est loin d'être constant, et qu'à côté de cette forme moyenne il y a place pour nombre de formes qui s'en éloignent plus ou moins.

PÉRIODE DYSPEPTIQUE

Pendant des semaines, des mois quelquefois, le malade semble d'abord être un simple dyspeptique ; il éprouve d'une façon presque permanente, mais après les repas surtout, une sorte de malaise mal défini, une sensation vague de pesanteur, de plénitude stomacale, qui va rarement jusqu'à la douleur. L'appétit est le plus souvent conservé, et, si le malade mange peu, s'il se soumet quelquefois de lui-même à une diète assez rigoureuse, c'est moins par défaut d'appétit que dans la crainte d'avoir des digestions difficiles, ce ballonnement stomacal, ces nausées, ces bâillements, cette torpeur intellectuelle qui l'inquiètent tant.

Un peu plus tard, ces symptômes vagues s'accentuent et sont mieux définis; les douleurs deviennent plus vives, plus localisées à l'épigastre, surviennent manifestement quelques instants après les repas; elles sont suivies quelquefois de nausées, de vomissements aqueux ou alimentaires, qui deviennent bientôt plus fréquents. Le malade s'anémie, maigrit, dort mal, est de plus en plus nerveux, irritable; l'appétit, cependant, est conservé, la langue est bonne, il n'y a pas d'élévation de température. Le médecin se demande s'il n'est pas en présence d'une maladie plus grave qu'une simple dyspepsie et ne peut réellement faire un diagnostic précis que le jour où apparaissent, avec leurs caractères particuliers, les trois grands symptômes de l'ulcère simple: la douleur, le vomissement et l'hémorrhagie. Dans la forme commune, ces trois signes s'associent; leur ordre d'apparition est variable, chacun d'eux pouvant survenir le premier et rester seul pendant un temps plus ou moins long; mais, tôt ou tard, ils arrivent à coexister.

PÉRIODE D'ÉTAT.
Douleur.

La douleur est le symptôme le plus fréquent, Fréquence
on peut dire qu'elle ne manque presque jamais.
Dans les ulcères latents, cependant, elle fait bien
défaut jusqu'au moment où se produit la complication terminale ; mais on est en droit de se demander si, dans ces cas vraiment terribles, le malade, anéanti par la péritonite ou l'hémorrhagie,
peut donner sur sa santé antérieure des renseignements très précis. Il faut en conclure toutefois que, dans certains ulcères, la douleur n'est
pas assez vive pour que le malade s'en inquiète
et aille consulter un médecin.

Dans les premiers temps, c'est une simple Caractères.
pesanteur à la région épigastrique, une sensation
de constriction ; « les aliments ne passent pas, ils
s'arrêtent là, » disent les malades, en passant la
main sur toute la partie supérieure de l'abdomen,
et plus spécialement la région épigastrique. Puis,
cette sensation de constriction va s'accentuant de
plus en plus, elle se transforme en une sensation
de brûlure atroce, et les malades, dans leur langage imagé, disent qu'il leur semble « avoir un
vésicatoire dans l'estomac », « un chien qui leur
ronge l'intérieur de l'estomac », qu'on leur pro-
mène « un fer rouge » dans l'abdomen. D'autres
fois, c'est une douleur vive, rapide, qu'ils com-
parent à une piqûre, un coup d'épée ; plus encore,

ce sont des douleurs violentes, des crises atrocement aiguës, qui vont jusqu'à produire des défaillances, des syncopes et laissent souvent dans leur intervalle la sensation si pénible de brûlure interne.

Apparition après les repas. Quelle que soit leur intensité, les douleurs de l'ulcère simple ont toujours un caractère commun : leur apparition ou leur exagération à l'occasion des repas. Le plus souvent, elles apparaissent dix à quinze minutes après le repas, quelquefois plus tôt, presque immédiatement après l'ingestion des premiers aliments, rarement plus tard, après une demi-heure, une heure ou deux heures, comme dans certaines formes de dyspepsie. Il est possible qu'il y ait, ainsi qu'on l'a pensé, une relation entre leur apparition précoce ou tardive et le siège de la lésion. La douleur, dit-on, survient aussitôt après le commencement du repas si l'ulcère est situé près du cardia ; un quart d'heure, une demi-heure plus tard, s'il siège sur la petite courbure ; aux ulcères de la région pylorique, enfin, correspondent les douleurs qui commencent une ou deux heures après les repas.

Durée. La douleur, peu vive d'abord, s'accroît rapidement, atteint son maximum d'intensité au moment où la digestion est en pleine activité, puis diminue à mesure que la digestion s'avance et que le contenu stomacal passe dans l'intestin. Sa durée moyenne est d'environ une heure et demie ou deux heures ; elle peut être moindre cependant s'il survient un vomissement qui, vidant complètement l'estomac, rend le repos au madade.

Intermittente d'abord, la douleur ne se manifeste que par crises coïncidant avec les repas ; puis avec les progrès de la maladie, l'extension de l'ulcération, la complication d'un catarrhe acide, elle devient continue, dure des jours, des semaines, persiste entre les repas, avec des paroxysmes atroces qui suivent l'introduction des moindres aliments.

Son siège ordinaire est le creux épigastrique, sur la ligne médiane, immédiatement au-dessous de l'extrémité de l'appendice xyphoïde, dans une région très limitée, de l'étendue de la moitié de la paume de la main, ou même quelquefois d'une pièce de 2 francs. Elle peut siéger plus bas, chez la femme surtout, probablement à cause de la disposition spéciale, du déplacement de haut en bas qu'imprime à l'estomac l'usage du corset ; plus haut, derrière l'appendice xyphoïde ; ou bien plus à droite ou plus à gauche, nettement dans l'un des hypocondres. Quelquefois il s'y joint une sensation de battements, il se produit là un phénomène analogue à celui qui se passe dans tous les tissus hyperesthésiés où les battements artériels deviennent perceptibles pour le malade, bien que l'examen attentif de la région ne les révèle pas au médecin.

Quelques semaines ou quelques mois après la douleur épigastrique, s'installe à son tour la douleur dorsale, non moins caractéristique et non moins constante, comme l'avait déjà dit Cruveilhier. Elle siège au niveau de la colonne vertébrale, en un point diamétralement opposé à l'épigastre, entre la neuvième vertèbre dorsale et les deux ou trois premières vertèbres lombaires. Elle est rongeante, cuisante, brûlante, comme une plaie intérieure qui serait située très profondément. Elle peut exister seule, mais ordinairement elle est associée à la douleur épigastrique, et le malade dit alors qu'il lui semble être transpercé par une broche de part en part.

Quelquefois, cette douleur siège un peu plus bas, dans la région lombaire ; souvent un peu plus haut, dans la région interscapulaire ; d'autres fois, elle s'écarte de la ligne médiane et se localise dans une des deux épaules.

Irradiations.   A ces points fixes s'ajoutent des irradiations douloureuses coïncidant avec les paroxysmes et s'étendant vers les hypocondres, l'ombilic, les épaules et même les bras et les avant-bras. Certains malades ont enfin des névralgies intercostales très violentes, qui tantôt sont analogues à celles qu'on observe chez les dyspeptiques, tantôt reposent sur un substratum anatomique défini, l'ulcération des côtes ou la névrite intercostale.

Eisenlohr (1) a eu l'occasion de faire l'autopsie d'une malade atteinte d'ulcère de l'estomac et qui éprouvait des névralgies extrêmement vio-

(1) *Soc. Méd. de Hambourg*, 1888.

lentes sur le trajet des huitième, neuvième et
dixième nerfs intercostaux gauches. Il trouva à
la paroi antérieure de l'estomac une perte de
substance de 8 cent. carrés, comblée en partie
par l'extrémité des huitième et neuvième côtes
usées et décalcifiées. Les nerfs correspondants
étaient intéressés par le processus ulcératif :
sains en dehors du domaine de l'ulcère, ils étaient
à son niveau le siège d'une dégénération avancée
de la myéline qui se montrait sous forme de blocs
fusiformes et de détritus granuleux.

En comparant les observations cliniques et les
autopsies, on a trouvé qu'il y avait fréquemment
des relations entre les localisations de la douleur
et le siège de l'ulcère. La douleur ombilicale correspond ordinairement à un ulcère de la grande
courbure ; la douleur de l'hypocondre et de
l'épaule gauche indique un ulcère du cardia ou
de la région avoisinante ; la douleur de l'hypocondre droit et de l'épaule du même côté, un
ulcère de la région pylorique. Enfin, lorsque la
lésion est située sur la petite courbure ou dans
son voisinage, la douleur est localisée à l'épigastre et au point correspondant du rachis.

Les malades, avons-nous dit, ont la sensation
d'une « plaie à vif », et, instinctivement, ils
portent les deux mains à la région épigastrique
comme pour protéger la partie malade contre
tout traumatisme, tout choc et même tout contact extérieur. C'est qu'en effet, à part quelques
exceptions, la pression à ce niveau est doulou-

reuse, et quelquefois à un point tel que les femmes sont obligées de renoncer à l'usage du corset, que les hommes craignent la constriction des ceintures et des pantalons, que certains ouvriers, les cordonniers, les tourneurs, se voient dans la nécessité d'abandonner momentanément leur métier, pour éviter la douleur provoquée par la pression des outils. Il ne faut pas oublier d'ailleurs que toutes les causes de compression de l'épigastre ne déterminent pas seulement de la douleur, mais peuvent être l'occasion d'accidents graves, l'hémorrhagie, la perforation. Pour la même raison, la plus grande douceur et la plus grande circonspection sont recommandées dans l'exploration de l'abdomen ; la palpation doit être lente, douce, continue sans efforts, peu profonde, au même titre que dans les cas de colique hépatique ou de péritonite.

Les malades savent parfaitement que les exercices violents, ou longs et fatigants, peuvent devenir le point de départ de crises douloureuses, que le moindre mouvement a quelquefois le même résultat, tandis que le repos amène le calme.

Aussi gardent-ils ordinairement le repos, et même le repos dans une position déterminée. Dans les deux tiers des cas, en effet, l'attitude prise par le malade a une influence marquée sur la douleur. Ceux-ci souffrent beaucoup plus dans telle position qu'ils connaissent bien et évitent avec soin ; ceux-là sont extrêmement

soulagés par telle attitude donnée et n'en sauraient prendre une autre. La plupart se tiennent
demi-couchés même quand leur douleur n'est
pas sensiblement exagérée par une autre position;
les autres adoptent un décubitus déterminé,
toujours le même au moment des paroxysmes :
ils se couchent sur le dos, sur le ventre, sur
le côté droit, le côté gauche ou se tiennent
assis. Ils prennent instinctivement une attitude
telle que les aliments et le suc gastrique soient
moins directement en contact avec l'ulcère.

Cette explication n'est pas purement hypothé-
tique, et, dans les cas où l'on a pu rapprocher la
lésion trouvée à l'autopsie de l'attitude prise par
le malade, pendant la vie, au moment des
paroxysmes douloureux, on a pu voir que le plus
souvent il y avait corrélation directe entre cette
attitude et le siège de l'ulcère. Les malades qui
se tenaient assis avaient un ulcère de la petite
courbure ; ceux qui se couchaient sur le ventre,
un de la face postérieure ; au décubitus dorsal
correspondait un ulcère de la face antérieure,
tandis que l'ulcère de la région cardiaque ou de
la région pylorique avait déterminé le malade à
adopter le décubitus latéral droit ou le latéral
gauche. Ces renseignements ont depuis, dans
nombre de cas, permis de supposer avec vraisemblance pendant la vie le siège de la lésion.

Nous avons déjà dit que les douleurs paroxys-
tiques coïncidaient avec l'ingestion des aliments
et la sécrétion du suc gastrique. Certains aliments

semblent avoir une influence toute spéciale ; ainsi, les mets grossiers, durs, indigestes, provoquent une douleur beaucoup plus vive que les aliments mous, tendres et faciles à digérer. Parmi les liquides, ce sont le thé, la bière, les liqueurs, les boissons chaudes qui semblent avoir l'influence la plus défavorable.

Influence des règles

Il a été remarqué depuis longtemps par tous les auteurs que la douleur change de caractères ou augmente aux époques menstruelles ; tantôt, elle abandonne l'épigastre, pour siéger dans le bassin ou dans les reins; tantôt, elle persiste avec une certaine intensité dans l'intervalle des crises, qui sont beaucoup plus violentes et plus fréquentes.

Influence des émotions.

Enfin, il n'est pas jusqu'aux émotions morales vives ou déprimantes qui n'aient une relation, plus ou moins directe avec la douleur ; la peur, l'anxiété, la colère surtout, peuvent donner lieu, dit Brinton « à un paroxysme qui, par sa gravité et sa durée, dépasse de beaucoup la douleur résultant de la distension de l'estomac par les aliments ».

Explication de la douleur.

Ce dernier fait nous amène à faire remarquer qu'il ne faut pas chercher à expliquer par des causes purement anatomiques ou mécaniques la douleur de l'ulcère simple et ses diverses modalités. L'irritation de la lésion par les aliments et le suc gastrique, son siége dans telle ou telle région, la distension de l'estomac après les repas, l'inflammation du péritoine et les adhérences aux organes voisins nous permettent de comprendre la production de la douleur, son siège, ses irradiations, l'influence des repas et des positions prises par le malade. Mais il reste une part subjective qui échappe à toutes ces explications : c'est l'influence manifeste de la fatigue et des émotions.

La plupart des malades atteints d'ulcère simple deviennent des nerveux, des névropathes à des degrés divers, ainsi que nous le verrons plus loin, uniquement préoccupés de leur affection et réagissant à leur manière aux différentes excitations extérieures, et c'est probablement dans ces troubles du système nerveux qu'il faut chercher l'explication des différences si considérables que présente le symptôme douleur. En effet, des ulcères en apparence anatomiquement identiques, les uns sont absolument latents, les autres déterminent des douleurs atroces, intolérables : il y a là quelque chose qui nous échappe.

VOMISSEMENT

Le vomissement est, après la douleur, le symptôme le plus fréquent de l'ulcère simple ; il existe, avec tous ses caractères spéciaux, dans les deux tiers des cas au moins, et, si l'on y ajoute les cas où il est limité à de simples régurgitations, où il ne se rencontre qu'une seule fois, on peut dire qu'il manque rarement — exception faite des ulcères latents — pendant toute la durée de la maladie.

Moment où il se produit. Ordinairement, il n'apparaît que plusieurs semaines après la douleur ; dans quelques cas exceptionnels, il débute avec elle. Il se produit à presque tous les repas, au moment où la douleur atteint son maximum d'intensité ; il survient brusquement, sans nausées, se fait facilement, sans effort, et souvent en une seule fois, d'un seul jet pour ainsi dire, il vide complètement l'estomac ; une sensation spéciale de chaleur interne lui succède et bientôt la douleur cesse complètement : le malade est tranquille jusqu'au repas suivant.

Caractères. Le vomissement n'a pas toujours cependant les mêmes caractères ; il peut être remplacé par de simples nausées ou des régurgitations plus ou moins copieuses ; il peut n'être que partiel, vider incomplètement l'estomac, et, dans ce cas, le malade ne voit sa douleur cesser que pour un instant. Comme sur la douleur, les mouvements, les attitudes, la fatigue, les repas abondants, les émotions morales vives ont une influence manifeste sur le vomissement.

Ce n'est pas d'ailleurs toujours un vomissement alimentaire. Lorsqu'à l'ulcère s'ajoute de la gastrite, du catarrhe, la douleur étant continue dans l'intervalle des paroxysmes, le vomissement peut survenir à tous moments de la journée. Le matin, il est constitué par un liquide clair, légèrement filant, acide : c'est une sorte de

pituite, le vomissement des hypersécréteurs
hyperchlorhydriques. Un certain temps après les
repas, lorsque les aliments sont arrivés dans
l'intestin, il n'est plus formé que de matières à
peu près complètement digérées, acides, aigres,
mélangées de bile et de mucus. Souvent, enfin, il
est sanguinolent, sanglant : c'est l'hématémèse,
dont nous aurons bientôt à nous occuper.

Les vomissements alimentaires constituent un
symptôme inquiétant parce qu'ils compromettent
la nutrition du malade, qui, déjà épuisé par la
douleur, ne tarde pas à pâlir, s'anémier, maigrir, s'affaiblir, présenter en un mot tous les
signes de l'inanition.

GASTRORRHAGIE

La gastrorrhagie existe dans un tiers des cas Fréquence.
environ ; pour être exact, il est probable qu'il faudrait fortement augmenter cette proportion. Les
gastrorrhagies que nous comptons dans nos statistiques sont celles qui se traduisent par une
hématémèse ou du melœna, et qui, par conséquent, sont assez abondantes ; mais, qu'elles le
soient un peu moins, et au lieu d'attirer notre
attention ou celle du malade par des symptômes
facilement constatables, elles passeront inaperçues, à moins que nous examinions avec le
plus grand soin tous les vomissements alimen- Il faut la
taires, bilieux ou pituiteux, et toutes les garde- rechercher.
robes. C'est un examen auquel nous ne conseil-

lerons pas de s'astreindre s'il n'avait qu'un intérêt purement statistique, mais il peut éclairer et fixer le diagnostic d'ulcère dans nombre de cas où, si l'on s'en tenait aux réponses du malade et à un examen superficiel des vomissements et des garde-robes, la gastrorrhagie ne serait pas constatée.

L'hémorrhagie survient ordinairement quelques instants après un repas, à la suite d'un excès alimentaire surtout; la congestion des parois de l'estomac, leur distension et l'action plus active du suc gastrique au moment de la digestion sont, vraisemblablement, les causes occasionnelles qui la produisent.

Ses caractères sont extrêmement variables, et variables surtout suivant la quantité de sang épanché.

Melœna. Si la gastrorrhagie est faible et se produit dans un estomac assez tolérant, elle ne se traduit que par du melœna; le sang est digéré, mêlé aux aliments, passe avec eux dans l'intestin, d'où il ne tarde pas à être évacué, sous forme d'un liquide poisseux, brun noirâtre, qui rappelle le goudron par son aspect et sa consistance, et qui tantôt recouvre simplement les matières fécales dures et moulées, tantôt constitue à lui seul toute la garde-robe.

Hématémèse D'autres fois, cette gastrorrhagie faible coïncide avec un vomissement; les matières vomies contiennent alors quelques filets de sang ou laissent déposer, par le repos, un sédiment brunâtre dans lequel le microscope permet de découvrir des globules sanguins. Dans quelques cas, enfin, le malade rend un liquide grumeleux, analogue à du marc de café, à de la suie délayée, et il est à peine besoin d'un examen plus attentif pour s'assurer qu'il s'agit bien là d'une hématémèse. Cependant, il est prudent de s'informer si le malade n'a pas pris, peu avant son repas, du thé et une préparation ferrugineuse quelconque, qui peuvent donner aux matières vomies l'aspect que nous venons de signaler.

Lorsque l'hémorrhagie est plus abondante, les symptômes sont beaucoup plus nets et ne laissent aucune place au doute, même au premier abord.

Peu après le repas, le malade éprouve une sensation de plénitude stomacale, de pesanteur à l'épigastre, puis du malaise, de l'angoisse; il lui vient quelques nausées, une saveur spéciale lui monte à la gorge, et, finalement, il rend sans effort, en une seule fois, deux fois au plus, une quantité de sang variable, depuis quelques centaines de grammes jusqu'à un litre et même davantage. Le sang rejeté est tantôt liquide et rouge vif, rutilant comme dans les grandes hémoptysies, tantôt en partie coagulé et noirâtre, tantôt enfin mélangé à des aliments plus ou moins digérés.

Ces hématémèses abondantes s'accompagnent de tous les signes habituels des grandes hémorrhagies : pâleur de la face, refroidissement général, petitesse du pouls, défaillance, syncope même quelquefois. Dans certains cas, les mêmes symptômes surviennent brusquement sans qu'il se produise d'hématémèse ; mais, le soir même, le lendemain, surviennent deux ou trois selles diarrhéiques, à l'aspect de goudron ou de chocolat délayé, caractéristiques du melœna abondant.

Le malade, s'il ne succombe pas à la suite de cette hémorrhagie, reste pâle, très affaibli, très anémié ; il peut se relever de cette crise, mais le plus souvent il est emporté à quelques jours de là, par une seconde, une troisième hémorrhagie aussi abondante que la première.

Nous avons vu que l'ulcère, dans sa marche envahissante, rencontre et détruit successivement des vaisseaux de plus en plus volumineux. A l'ouverture des petits vaisseaux de la muqueuse correspondent les gastrorrhagies faibles qui passent souvent inaperçues ; l'ulcération des vaisseaux de la sous-muqueuse et de la musculeuse amène les hémorrhagies abondantes, facilement reconnaissables, dangereuses par leur intensité et plus encore par leur répétition ; il reste une troisième variété d'hémorrhagie, celle qui est due à l'ouverture des gros troncs vasculaires, mais elle constitue une des plus terribles complications de l'ulcère simple et nous aurons à l'étudier plus tard.

Les deux premières variétés d'hémorrhagies sont toujours dues à l'ulcération des vaisseaux qui, déjà altérés par l'inflammation, se rompent

sous le double effort de la congestion, intense à
la période digestive, et de la distension mécanique des parois de l'estomac.

SYMPTOMES DE SECOND ORDRE

A côté de ces trois grands symptômes, douleur, vomissement, gastrorrhagie, qui, s'ils sont
réunis, ne laissent aucun doute sur le diagnostic,
l'ulcère en présente ordinairement un certain
nombre d'autres, d'une importance beaucoup
moindre au point de vue du diagnostic, mais
quelquefois aussi gênants, aussi pénibles à cause
de leur chronicité : ce sont des troubles digestifs,
nerveux et généraux.

Les troubles de l'appareil digestif sont peu
marqués au début : bien que la bouche soit un
peu sèche et la soif assez vive, la langue n'est
pas recouverte de l'enduit blanchâtre qu'elle
présente si souvent dans les dyspepsies ; l'appétit est conservé, et, si les malades ne mangent
pas, c'est moins, comme nous l'avons déjà dit,
par inappétence que par crainte de raviver leur
douleur, ou même simplement de ramener la
pesanteur épigastrique, le ballonnement du
ventre, les renvois acides, la torpeur intellectuelle, qui accompagnent leurs digestions.

Plus tard, lorsque l'ulcère n'a pas été soigné
ou que le traitement a été mal appliqué ou mal
suivi, les symptômes s'accentuent : l'inappétence
est complète, le malade a continuellement la

bouche pâteuse, et surtout le matin au réveil;
il a des insomnies qui le tiennent éveillé pendant deux ou trois heures au milieu de la nuit,
des pituites au lever et, dans la journée, des
régurgitations aigres ou acides. Une légère dilatation de l'estomac est, à cette période de l'ulcère,
un symptôme constant; le clapotage s'entend
jusqu'à une ligne transversale passant par l'ombilic et souvent bien au-dessous; et, si l'on introduit la sonde œsophagienne plus de sept heures
après le repas, on retire 200, 300 grammes et
plus d'un liquide clair, filant, très acide, contenant rarement des débris alimentaires; l'examen
chimique montre que ce liquide a la composition du suc gastrique avec une teneur normale
et plus souvent exagérée en acide chlorhydrique.
La dilatation stomacale est donc due le plus
souvent et primitivement à une stase du suc
gastrique sécrété en excès et d'une façon continue, la rétention d'aliments mal digérés n'est
qu'un phénomène secondaire; nous verrons
plus tard que, d'après presque tous les auteurs,
le suc gastrique est, dans les cas d'ulcère, plus
riche en acide chlorhydrique et en pepsine, que
sa puissance digestive est exagérée et qu'enfin
l'évacuation du contenu stomacal, à l'exception
des matières amylacées, est plus rapide qu'à
l'état normal. C'est là l'hypersécrétion continue
chlorhydrique ou hyperchlorhydrique, le catarrhe acide auquel on a voulu donner un rôle
si important dans la pathogénie de l'ulcère.

A la même période, il existe, concurremment avec l'atonie gastrique, de l'atonie intestinale, caractérisée par la flatulence et la constipation. Cette constipation habituelle est de temps en temps remplacée par de la diarrhée, soit sous l'influence d'une gastrorrhagie plus ou moins abondante, soit à la suite de l'évacuation brusque dans l'intestin d'une quantité exagérée de suc gastrique hyperacide. *Atonie intestinale.*

L'anémie s'observe souvent, constamment même, dans l'ulcère simple, caractérisée par ses symptômes habituels : faiblesse générale, dyspnée au moindre effort, décoloration des téguments et des muqueuses, souffles du cœur et des gros vaisseaux. Elle est fréquente surtout chez les jeunes femmes et coïncide avec l'aménorrhée ; aussi pourrait-elle, dans ces cas, être confondue avec la chlorose. Outre l'intensité moindre des souffles et de la dyspnée, elle s'en distingue cependant par la teinte plus pâle, moins verte des téguments, par un amaigrissement assez prononcé résultant de l'alimentation insuffisante et bien différent de l'embonpoint spécial des chlorotiques. *Anémie.*

L'aménorrhée, si fréquente chez toutes les femmes atteintes de maladies chroniques et spécialement d'anémie, ne saurait faire défaut ici ; elle se rencontre surtout chez les femmes jeunes dont la menstruation n'est établie que depuis quelques mois, un an ou deux ans ; chez celles qui ne sont pas encore réglées, il y a un *Aménorrhée* retard assez long dans l'apparition des règles ; mais, chez celles qui sont réglées depuis longtemps déjà, il n'y a pas, à vrai dire, suppression, mais simplement altération de l'écoulement menstruel, qui devient moins abondant, plus pâle et s'accompagne de leucorrhée. L'aménorrhée, au début de l'ulcère, est si fréquente qu'on s'est demandé si elle n'était pas une cause importante de cette affection ; nous avons vu que l'existence de l'ulcère dans les deux sexes et à tous les âges de la vie permettait de rejeter cette hypothèse. Il est bien plus plausible d'admettre que les troubles de la menstruation sont secondaires et résultent de l'anémie produite par l'ulcère, au même titre qu'ils accompagnent l'anémie tuberculeuse et toute anémie prononcée.

Cachexie. Cette anémie des malades atteints d'ulcère simple peut d'ailleurs s'aggraver et se transformer en véritable cachexie, surtout, d'après Brinton, chez les individus de quarante à cinquante ans, les femmes principalement. « La cachexie, dit-il, qui accompagne l'ulcère à d'autres époques de la vie paraît avoir exactement la même valeur que l'état chlorotique qui en tient lieu chez les jeunes femmes. » Résultat de l'épuisement qui suit les douleurs violentes, des vomissements, des hémorrhagies, de l'inanition, des troubles de l'alimentation, cette cachexie a un aspect spécial ; le malade pâle, jaunâtre, moins jaune cependant qu'un cancé-

reux, émacié, les yeux vifs, brillants, a la physio-
nomie empreinte d'un air tout particulier de
souffrance et d'angoisse.

Tous ces malades enfin deviennent des nerveux à des degrés divers ; les uns sont simplement irritables, difficiles à vivre, mobiles, ins-
tables dans leurs impressions et leurs sentiments ;
d'autres sont plus préoccupés de leur état, mé-
lancoliques, hypocondriaques ; quelques-uns
sont de vrais neurasthéniques, avec céphalalgie
en casque, douleur sacrée, insomnie, inaptitude
à tout travail, etc. ; les autres, enfin, présentent
tous les stigmates de l'hystérie.

Troubles
nerveux.

MARCHE

Dans la grande majorité des cas, l'ulcère simple présente, ainsi que nous l'avons déjà dit, deux périodes : une première, dite dyspeptique, caractérisée par un peu de pesanteur à l'épigastre, de ballonnement du ventre, quelques douleurs vagues qui accompagnent la digestion ; puis, un temps plus ou moins long après, une seconde période d'état ou de maladie confirmée, dans laquelle apparaissent les douleurs atroces, les vomissements pituiteux ou alimentaires répétés, les hématémèses, le melœna, des troubles digestifs assez marqués, l'anémie, les troubles nerveux et enfin la cachexie.

Mais bien souvent l'affection s'éloigne de ce type, et ses modalités sont diverses.

Ulcère latent. Il peut exister des ulcères latents.

Tantôt, à l'autopsie d'un individu mort d'une affection aiguë ou chronique quelconque, on trouve un ulcère, souvent ancien déjà et qu'aucun signe n'avait permis de soupçonner pendant la

vie. Tantôt, un sujet jusque-là très bien portant
est pris d'une péritonite aiguë qui l'emporte
en vingt-quatre heures, en quelques jours au
plus ; à l'autopsie, on découvre une perforation
stomacale produite par un ulcère et cause de la
péritonite qui a tué le malade. D'autres fois,
enfin, la mort a été amenée presque subitement
par une hémorrhagie abondante qui s'est traduite
par une hématémèse considérable, ou simplement les signes d'une hémorrhagie interne et la
syncope terminale : la cause est encore un ulcère
de l'estomac qu'aucun symptôme n'avait décelé
jusqu'alors. Cruveilhier avait déjà vu un cas de
ce genre et on en a fréquemment signalé depuis.

« Je n'ai jamais vu de cas plus remarquable à cet
égard que celui d'un charbonnier, âgé de vingt-
trois ans, d'une force athlétique, qui, chargé d'un
sac de charbon, boit un verre de vin, en passant
devant un cabaret ; il continue sa route, mais, au
bout de quelques minutes, il est pris de coliques
atroces, reçoit chez lui les premiers soins, est
apporté mourant le lendemain matin à la maison
de santé du faubourg Saint-Denis, où j'étais alors
l'adjoint du vénérable M. Dumeril (c'était le
15 décembre 1829), présente tous les caractères
d'une péritonite par perforation et meurt trois
heures après son entrée à l'hôpital, avec la
plénitude de son intelligence. J'avais pu recueillir
de sa bouche un précieux renseignement : c'est
qu'il souffrait de l'estomac depuis plusieurs
mois.

« La corporation des charbonniers, persuadée que leur camarade était victime d'un empoisonnement, et que la cause de cet empoisonnement était le verre de vin pris immédiatement avant l'invasion des accidents, décida qu'elle devait intenter un acte judiciaire contre le marchand de vin et, dans ce but, elle voulut que l'autopsie fut faite en présence d'une députation de leur corps.

« C'était, comme je l'avais annoncé avant l'autopsie, un cas de perforation spontanée par ulcère simple de l'estomac (1). »

« J'ai eu la triste occasion, dit Niemeyer, de me convaincre de la marche rapide d'un ulcère perforant. A Magdebourg, j'en ai vu mourir le docteur Brunneman, jeune médecin des plus distingués et promettant le plus brillant avenir. Quand la perforation eut lieu, il ne conserva pas le plus léger doute sur la nature de son mal et donna l'assurance positive qu'il n'avait souffert que pendant une huitaine de jours de douleurs insignifiantes, qu'il avait considérées comme les symptômes d'un catarrhe léger (2). »

Il est à peine besoin de signaler l'importance médico-légale des observations de ce genre ; un individu meurt rapidement de symptômes que l'on croit pouvoir attribuer à un empoisonnement criminel et l'on trouve, à l'autopsie, une perfora-

(1) Cruveilhier, *Arch. gén. de Méd.*, 1856.
(2) Niemeyer, *Éléments de pathologie interne*, 1865, p. 579.

tion stomacale qui a produit une péritonite aiguë ;
un autre reçoit un léger choc à l'épigastre dans
une lutte ou dans un accident ; il pâlit, tombe en
syncope et meurt ; l'autopsie montre qu'il était
porteur d'un ulcère simple ancien et que le choc
a simplement été la cause occasionnelle de la
déchirure d'un petit anévrysme prêt à se rompre ;
il y a là une circonstance dont le médecin légiste
devra tenir grand compte et sur laquelle nous ne
pouvons insister ici.

A côté des sujets dont l'affection est latente
pendant toute son évolution, il en est d'autres
chez lesquels cette latence n'est pour ainsi dire
que temporaire. Chez les uns, la maladie débute
brusquement par une hémorrhagie abondante,
à la suite de laquelle apparaissent bientôt successivement tous les signes de l'ulcère simple ;
cette hémorrhagie implique déjà une lésion assez
avancée qui, avant de se traduire par ses symptômes caractéristiques, a eu une première période,
très longue peut-être, exclusivement anatomique.
Chez d'autres, l'ulcère s'est manifesté, pendant un
temps plus ou moins long, par tous ses signes
cliniques ordinaires ; puis les symptômes disparaissent, on croit le malade complètement guéri
quand survient brusquement un accident qui
l'emporte.

A l'hospice de Bicêtre, l'un de nous (Debove)
soigna un infirmier atteint d'un ulcère de l'estomac ; ce malade se crut bientôt guéri, et, en dépit
de toute remontrance, reprit son service et son

genre de vie habituel. Pendant plusieurs mois, il se porta très bien et parut avoir raison, quand un jour, s'étant purgé, de sa propre initiative, avec une dose énorme d'aloès, il eut un nombre considérable de garde-robes, tomba dans le collapsus et mourut. A l'autopsie, on constata l'existence d'un vaste ulcère de l'estomac, large comme la paume de la main, dont le fond était formé par la substance hépatique ; les adhérences qui unissaient le foie et l'estomac s'étaient rompues sur le tiers environ de la circonférence de l'ulcère et leur déchirure avait amené une péritonite par perforation. Malgré l'étendue de son ulcère, le malade, pendant plusieurs mois, avait affirmé qu'il ne ressentait plus la moindre souffrance, avait pu reprendre un travail pénible et suivre, sans inconvénient apparent, un régime qui n'était rien moins qu'approprié à sa maladie.

A l'hôpital Andral, l'un de nous (Debove) a observé encore un cas analogue : un malade atteint de rétrécissement cicatriciel de l'œsophage, consécutif à un ulcère de cet organe, avait eu jadis des hémorrhagies et des douleurs gastriques qui avaient fait diagnostiquer un ulcère de l'estomac, mais depuis plusieurs années déjà ne présentait plus aucun signe d'affection stomacale. Cet individu mourut de péritonite, et, à l'autopsie, on trouva que la péritonite était due à la perforation d'un vieil ulcère non cicatrisé.

On conçoit combien de pareils faits doivent nous rendre prudents quand on nous demande si une guérison est définitive. Ils nous montrent, de plus, qu'il faut accepter avec défiance le diagnostic de récidive, car il est probable que, dans nombre de cas, il s'agit simplement d'un ulcère resté latent pendant un temps plus ou moins considérable.

Les autres formes cliniques de l'ulcère simple tiennent à l'absence ou à la prédominance de l'un des trois grands symptômes : douleur, vomissement, hémorrhagie.

Prédominance d'un des symptômes.

La douleur est le signe qui manque le plus rarement, elle peut cependant être très atténuée et même faire complètement défaut, comme dans les ulcères latents. Elle peut, par contre, être extrêmement violente et occuper presque toute la scène. Nous avons vu qu'il était difficile d'expliquer ces différences qui changent totalement le tableau de la maladie.

Ordinairement, le vomissement accompagne la douleur et il est d'autant plus rapide et plus complet que la douleur est plus précoce et plus vive ; il semble donc plausible de lui reconnaître comme cause une action réflexe dont le point de départ est l'excitation de la surface de l'ulcère ; mais il peut survenir à l'occasion d'une douleur peu intense ou même indépendamment d'elle, dans quelques cas exceptionnels, se rapprochant ainsi beaucoup de ces vomissements nerveux dont la cause est encore assez mal connue. Quoi qu'il en soit de son association avec la douleur, le vomissement peut faire varier considérablement la symptomatologie de l'ulcère : suivant qu'il suit le repas de loin ou de près, qu'il est partiel ou complet, rare ou fréquent, il peut ne pas altérer la santé générale ou, au contraire, amener une inanition plus ou moins rapide.

L'hémorrhagie, nous l'avons vu, peut manquer pendant toute la durée de l'affection, ou être très légère et passer inaperçue, à moins d'un examen minutieux, être abondante et mettre rapidement en danger les jours du malade ; elle peut enfin donner lieu à la mort subite. Tantôt, elle ne se montre qu'une fois dans tout le cours de l'ulcère; tantôt, au contraire, elle se reproduit fréquemment, menaçant la vie du malade autant par sa répétition que par son abondance. Aussi, certains auteurs ont-ils cru devoir décrire une forme hémorrhagique de l'ulcère ; nous n'y contredisons pas, mais nous n'en voyons pas l'utilité, non plus que de créer des formes gastralgique, perforante, etc., parce que la douleur sera plus violente ou plus fréquente, ou que la maladie se terminera par une perforation. Il suffit de retenir cette notion, que les symptômes de l'ulcère simple peuvent avoir des variations considérables d'intensité et de fréquence, qui, se combinant entre elles de façon fort diverses, donnent au tableau de cette maladie une infinité de formes en apparence très différentes, mais qui ont le plus souvent de nombreux points communs.

DURÉE

L'ulcère simple est une maladie essentiellement chronique, qui évolue pendant des mois et
des années. On a bien décrit des ulcères dont la
durée n'avait été que de quelques semaines, quelques jours même ; mais s'agissait-il réellement
d'ulcères aigus, comme on les a nommés ? Nous
ne le croyons pas. Nous avons vu, en décrivant
la marche de la maladie, qu'il y avait des ulcères
latents, d'autres qui présentaient les signes
caractéristiques peu de temps seulement avant
l'apparition d'une complication fatale ; ces faits
doivent nous rendre très circonspects et nous
mettent en droit de nous demander si toutes les
observations d'ulcère aigu que l'on a publiées
ne sont pas des cas dans lesquels il y a eu une
longue période de latence. Nous devons dire
cependant que, chez les jeunes femmes, la maladie
semble avoir une évolution plus rapide et aboutir plus tôt à la perforation que chez les sujets
plus âgés ; c'est à ces proportions qu'il faut

Ulcères aigus.

ramener la forme que l'on a décrite, à tort, comme bien distincte, sous le nom d'ulcère perforant des jeunes femmes.

Ulcères
traumatiques.

A côté de ces variétés dans lesquelles la durée de la maladie a été calculée depuis l'apparition des accidents jusqu'à la mort, il faut placer certains ulcères traumatiques, terminés par la guérison en cinq ou six semaines seulement. Le malade, bien portant jusque-là, rend, à la suite d'un violent traumatisme ayant porté sur l'épigastre, une quantité plus ou moins considérable de sang ; l'hématémèse se répète quelquefois le lendemain et pendant les deux ou trois jours suivants ; la douleur apparaît violente, épouvantable ; l'intolérance gastrique est complète. Le malade, soumis immédiatement au régime lacté et maintenu dans le repos absolu, voit bientôt sa douleur et ses vomissements diminuer de fréquence et d'intensité ; vers la troisième semaine, il commence à prendre des aliments solides ; à la cinquième ou sixième semaine, il est guéri complètement et à tout jamais. Il est infiniment vraisemblable qu'il a eu une hémorrhagie sous-muqueuse, et consécutivement une ulcération de la muqueuse dont la cicatrisation s'est faite en peu de temps, mais non un ulcère simple ; il existe, d'ailleurs, quelques cas dans lesquels les symptômes ont duré des mois et des années et dont l'évolution a été tout à fait identique à celle de l'affection qui nous occupe. Ces derniers malades avaient peut-être, pour des raisons que nous avons déjà étudiées, un ulcère simple, dont les symptômes ont apparu à l'occasion du traumatisme de l'épigastre : les premiers ont eu une ulcération banale de la muqueuse gastrique.

Restent enfin les individus qui ont présenté pendant peu de temps tous les signes d'un ulcère confirmé et qui, à la suite ou non d'un traitement approprié, ont paru guérir complètement : la maladie, dans ces cas, semble bien avoir évolué d'une manière aiguë. Mais nous avons vu ce qu'il fallait quelquefois penser de ces guérisons et nous savons que tel qui se croit guéri d'un ulcère qui l'a beaucoup inquiété pendant quelque temps peut encore avoir une lésion en pleine évolution et même être sous le coup d'une complication rapidement mortelle.

Une des caractéristiques de l'ulcère est, en effet, de présenter, au cours de sa marche, de longues périodes d'amélioration, qui laissent au malade et au médecin l'illusion d'une guérison durable, jusqu'au jour où une perforation, une hémorragie effrayante viennent les tirer brusquement de leur quiétude. Nous avons déjà signalé des observations de ce genre, et c'est un fait sur lequel nous ne saurions trop insister pour mettre les médecins en garde contre ces prétendues guérisons. L'autopsie montre, dans ces cas, que la maladie n'a pas récidivé, mais bien continué son extension progressive, bien qu'elle n'ait donné lieu à aucun symptôme.

Les récidives existent cependant et il arrive, à

Rechutes et
récidives

la nécropsie, de constater qu'il s'est produit un nouvel ulcère soit sur la cicatrice de l'ancien, soit sur une région jusque-là indemne ; mais ces faits sont les plus rares, et ordinairement les prétendues récidives ne sont que de nouvelles périodes douloureuses au cours d'un ulcère resté latent pendant un temps plus ou moins long.

Et, à la vérité, l'ulcère simple peut avoir une durée extrêmement longue, avec des alternatives d'aggravation et d'amélioration. On a rapporté des cas où la maladie avait évolué en dix, vingt et même trente-cinq ans. Il est rare alors que les symptômes aient persisté pendant toute sa durée ; ordinairement, il y a de longues périodes de calme, qui ont fait, pendant plusieurs années quelquefois, supposer une guérison complète, puis des rechutes nombreuses et longues sont survenues, soit sans cause, soit sous l'influence d'une cause occasionnelle quelconque, souvent minime ; et le malade, enfin, meurt d'une maladie intercurrente ou d'une complication dépendante de l'ulcère.

TERMINAISONS

L'ulcère simple se termine avec une fréquence à peu près égale par la guérison ou la mort.

Lorsque la guérison doit se produire, les symptômes diminuent peu à peu d'intensité, les vomissements sont moins fréquents, moins copieux et ne consistent bientôt plus qu'en quelques régurgitations acides qui disparaissent à leur tour ; les hémorrhagies ont cessé les premières ; quant à la douleur, elle s'affaiblit peu à peu, elle n'apparaît plus d'une façon aussi régulière après les repas, mais elle reste le dernier symptôme et persiste pendant longtemps encore, sous forme de pesanteur à l'épigastre, s'accompagnant de ballonnement du ventre, de renvois, de tous les signes enfin de la dyspepsie nervo-motrice.

Lorsqu'un ulcère a été méthodiquement traité et que depuis plusieurs mois il ne se traduit plus par aucun symptôme, on peut supposer qu'il est guéri ; mais nous répéterons encore ici ce que nous avons déjà dit plusieurs fois : l'impossibilité dans laquelle nous sommes d'affirmer la guérison nous engage à surveiller attentivement notre malade, pour intervenir au moindre signe inquiétant, et à lui conseiller de suivre un régime convenable pendant de longues années encore.

Mort. La mort est assez fréquemment le résultat de l'inanition. Le malade, épuisé par la douleur et des hémorragies abondantes ou répétées, incapable de se nourrir à cause des vomissements qui surviennent après chaque repas, tombe bientôt dans l'inanition et la cachexie, et ne tarde pas à succomber.

Cette terminaison s'observe surtout chez les sujets d'un certain âge : à peine sortis de l'âge mûr, ils s'éteignent comme des vieillards débilités ; leur anémie profonde les rend d'ailleurs beaucoup plus accessibles et moins résistants aux maladies intercurrentes desquelles un individu bien portant aurait pu triompher.

Mais, le plus souvent, la mort dans l'ulcère simple survient à la suite d'une maladie intercurrente quelconque, dont nous n'avons pas à nous occuper ici, ou par le fait d'une complication immédiate, comme la perforation, l'hématémèse foudroyante, la tuberculose pulmonaire, ou enfin d'une complication éloignée, mais toujours sous la dépendance de la maladie première : le rétrécissement du pylore, le cancer de l'estomac.

Le tableau suivant, dressé d'après Brinton,

permettra de se rendre compte de la fréquence
des diverses terminaisons de l'ulcère :

Guérison..................... 50 fois sur 100
Perforation et péritonite....... 13   —
Hématémèse foudroyante......   5   —
Tuberculose pulmonaire....... 20   —
Inanition.....................   5   —
Maladies intercurrentes et com-
   plications rares............   7   —

COMPLICATIONS

Les complications de l'ulcère simple peuvent résulter, soit de l'exagération de l'un de ses symptômes habituels, soit de l'adjonction d'une maladie nouvelle, produite par l'évolution même de la lésion stomacale.

La douleur est, dans certains cas, violente à tel point que le malade refuse de prendre même du lait, est incapable de dormir, tombe dans un état de faiblesse très inquiétant. Ces symptômes, toutefois, cèdent assez facilement à un traitement approprié et constituent rarement une complication alarmante.

Les vomissements peuvent être répétés à chaque repas, et mettre ainsi le malade dans l'impossibilité de s'alimenter, le plonger rapidement dans l'inanition. Ils cessent ordinairement avec la douleur, mais persistent quelquefois après elle ; c'est dans ce dernier cas qu'ils constituent une complication dangereuse et méritent un traitement particulier.

Nous avons vu, dans un chapitre précédent, combien les gastrorrhagies étaient fréquentes au cours de l'ulcère simple, fréquentes à tel point qu'elles constituent un élément de diagnostic des plus importants. Nous avons vu, de plus, que ces hémorrhagies étaient, suivant les cas, extrêmement variables dans leur fréquence et leur abondance, leurs divers caractères enfin ; elles n'ont presque qu'un seul caractère commun, celui de se produire, dans la majorité des cas, à la suite d'un repas, d'un excès alimentaire. On observe tous les degrés, depuis la gastrorrhagie qui ne se caractérise que par quelques melœna et le rejet de mucosités brunâtres ou tachées de sang, jusqu'à l'hémorrhagie presque foudroyante. Ces hémorrhagies, qui sont des symptômes de l'ulcère, en constituent une grave complication, les unes par leur fréquence et leur répétition, les autres par leur abondance ; les premières sont dues à l'ulcération des artérioles ou veinules de la muqueuse et des plexus de la sous-muqueuse, ou bien plus rarement à une érosion des vaisseaux du foie, du pancréas ou de la rate. Il résulte de cette répétition une anémie considérable, qui aggrave fortement le pronostic de l'ulcère.

Mais le processus ulcératif, continuant à s'étendre, finit par atteindre les branches de deuxième et de troisième ordre des artères de l'estomac, puis enfin ces artères elles-mêmes et les artères voisines.

On comprendra facilement la possibilité de

ces hémorrhagies mortelles si l'on se souvient des rapports des artères avec l'estomac. La petite courbure de cet organe embrasse le tronc cœliaque qui est chargé de lui fournir directement ou indirectement tous ses vaisseaux artériels. Le tronc cœliaque se divise en trois branches: l'artère coronaire stomachique, l'artère splénique et l'artère hépatique. L'artère coronaire stomachique se dirige à gauche pour rejoindre la petite courbure qu'elle suit, dans l'épaisseur de l'épiploon gastro-hépatique, depuis le cardia jusqu'au pylore, où elle s'anastomose avec la pylorique. L'artère splénique appliquée sur le bord supérieur du pancréas longe la face postérieure de l'estomac jusqu'au moment où elle pénètre dans la rate ; en ce point naissent les vaisseaux courts qui, par un trajet récurrent dans l'épiploon gastro-splénique, viennent se distribuer sur la grosse tubérosité ; un peu avant, l'artère gastro-épiploïque gauche s'est détachée du tronc cœliaque pour parcourir la moitié gauche de la grande courbure entre les deux feuillets de la lame antérieure du grand épiploon jusqu'au point où elle s'anastomose avec la gastro-épiploïque droite. L'artère hépatique se porte à droite, vers le foie, en passant au-dessus de la petite courbure ; au niveau du pylore, elle émet d'abord l'artère pylorique qui se dirige à gauche sur la petite courbure entre les deux feuillets de l'épiploon gastro-hépatique et s'anastomose avec la coronaire stomachique ; puis l'artère gastro-épiploïque droite, qui passe verticalement derrière la première portion du duodénum et suit de droite à gauche la moitié droite de la grande courbure pour aller s'anastomoser avec la gastro-épiploïque gauche, avec laquelle elle est située entre les deux feuillets de la lame antérieure du grand épiploon ; de cette artère gastro-épiploïque droite naît l'artère pancréatico-duodénale qui contourne de haut en bas la tête du pancréas et s'anastomose au niveau de la troisième portion du duodénum avec la branche pancréatico-duodénale de la mésentérique supérieure.

Le siège habituel de l'ulcère permet de supposer que les artères gastro-épiploïques gauches doivent être rarement ulcérées, contrairement à la coronaire stomachique et à la pylorique, situées le long de la petite courbure. L'artère splénique qui, croise la face postérieure de l'estomac, est aussi très fréquemment ulcérée. et les observations ne se comptent plus aujourd'hui dans lesquelles la mort a été causée par la perforation de ce vaisseau.

Il s'y produit généralement, après adhérence, de l'artérite, puis une dilatation anévrysmale qui se rompt dans l'estomac. L'accident survient généralement après le repas, sous l'influence peut-être de la distension de l'estomac, de la sécrétion exagérée du suc gastrique à ce moment. Quoi qu'il en soit, le malade éprouve subitement une sensation de plénitude stomacale, de malaise, d'angoisse, de tendance à la syncope ; il a quelques nausées, il lui monte à la gorge une saveur spéciale et il rend une quantité considérable de sang, presque sans un seul effort de vomissement ; puis suivent tous les signes d'une hémorrhagie interne intense : rapidité et faiblesse du pouls, pâleur, lipothymie, syncope. Puis l'hématémèse s'arrête, le malade rend le lendemain une quantité plus ou moins grande de sang par l'anus, sang qui a l'aspect de goudron, de chocolat délayé. Tout semble rentrer dans l'ordre jusqu'à une seconde ou une troisième gastrorrhagie semblable, qui emporte enfin le malade. D'autres fois, le malade succombe à la première hémorrhagie, à la première hématémèse. Dans certains cas, enfin, l'issue du sang dans l'estomac a été si brusque et si intense qu'il n'y a ni hématémèse ni melœna. Le malade ressent une douleur à l'épigastre, il pâlit, tombe en syncope, il meurt. Ces cas ne sont pas les plus fréquents et se rencontrent surtout lors d'anévrysme et d'ulcération de l'artère splénique.

Les hémorrhagies constituent, avons-nous dit, un symptôme fréquent de l'ulcère rond, puisqu'on les rencontre dans un cas sur trois ; elles forment aussi une complication sérieuse et fréquente, puisqu'elles occasionnent la mort dans 5 pour 100 des cas d'ulcère simple.

Perforation.

La perforation de l'estomac est une complication fréquente de l'ulcère ; elle s'observe d'après Brinton, dans un cas sur sept ou huit.

Fréquence.

Elle se rencontre deux fois plus souvent chez la femme que chez l'homme, proportion en rapport avec la fréquence relative de l'ulcère dans les deux sexes. Sexe.

Elle peut se produire à tous les âges de la vie ; on en a cité des observations chez des enfants de huit et neuf ans, et chez des vieillards de quatre-vingts et même quatre-vingt-deux ans. D'une façon générale, cependant, on peut dire que les sujets atteints d'ulcère de l'estomac sont d'autant plus exposés à la perforation qu'ils sont plus jeunes ; Brinton, qui a signalé ce fait, le met en opposition avec la fréquence plus grande, selon lui, de l'ulcère chez les individus avancés en âge. Il y a aussi une différence dans l'âge moyen auquel se produit de préférence la perforation dans les deux sexes. Chez la femme, c'est, dans un tiers des cas, entre quatorze et vingt ans, dans un autre tiers entre vingt et trente, et pour le reste au-dessus de trente ans ; la moyenne est environ vingt-sept ans. Chez l'homme, la perforation survient plutôt entre trente-cinq et cinquante ans, en moyenne à quarante-deux ans (Brinton). Age.

On a voulu décrire comme une forme spéciale, sous le nom d'ulcère perforant, l'ulcère qui se termine par perforation. Mais cette distinction n'est justifiée ni par la clinique, puisque la perforation peut atteindre les malades des deux sexes et depuis le plus jeune âge jusqu'à l'extrême vieillesse, ni par l'anatomie pathologique, puisqu'il est impossible, quels que soient l'âge et le sexe du sujet frappé, de trouver dans la structure de l'ulcère une différence appréciable.

Siège. Étant donné ce que nous savons du siège de l'ulcère, on pourrait s'attendre à rencontrer la perforation à la face postérieure plus souvent que partout ailleurs. Il n'en est rien cependant, ainsi que le montre la statistique suivante de Brinton.

Sur 100 cas d'ulcère siégeant dans chacun des points suivants, la perforation se produirait environ :

A la face postérieure, 2 fois.

Dans le sac pylorique, 10 fois.

Au milieu de l'organe, 13 fois.

A la petite courbure, 18 fois.

A la face antérieure et postérieure, 28 fois.

A l'extrémité cardiaque, 40 fois.

A la face antérieure, 85 fois.

Elle serait donc à peu près 50 fois plus fréquente à la face antérieure qu'à la face postérieure.

L'âge n'a aucune influence sur le siège de la perforation ; il n'en est pas de même du sexe. Ainsi, toujours d'après Brinton, la perforation se ferait à l'extrémité cardiaque 5 fois plus souvent chez la femme que chez l'homme, à l'extrémité pylorique 3 ou 4 fois plus souvent chez ce dernier.

Causes. L'explication de la fréquence plus grande de la perforation à la face antérieure et de son extrême rareté à la face postérieure tient évidemment à la production d'adhérences entre le fond de l'ulcère et les parties voisines. Nous avons vu qu'à cause de la fixité plus grande de la face postérieure, d'une part, de la mobilité de la face antérieure, de l'autre, ainsi que de sa distension ou de ses déplacements au cours de la digestion, les adhérences se formaient beaucoup plus souvent au niveau des ulcères situés à la face postérieure.

Cette distension mécanique de l'estomac favorise la perforation de la face antérieure non seulement en empêchant la formation des adhérences, mais parce qu'elle suffit pour rompre la mince pellicule à laquelle est réduite la paroi stomacale dans certains ulcères. Et, de fait, c'est de beaucoup le plus souvent immédiatement après le repas que survient la perforation. Plus rarement elle se produit à la suite d'un vomissement, pendant la défécation, sous l'influence de la pression des parois abdominales; après un éternuement, un accès de toux, qui a amené la rupture d'une faible adhérence à l'épiploon ou au foie. Dans un cas cité par Runeberg (1), l'adhérence peu résistante de l'estomac au foie avait été rompue très probablement par la simple introduction d'une sonde dans l'estomac. La pression brusque d'une ceinture, un léger choc sur la région épigastrique, les cahots d'une voiture, la cause enfin en apparence la plus minime, peuvent amener cette complication terrible.

(1) *Jahresber.*, 1888.

Péritonite
aiguë.

Le résultat immédiat de la perforation est l'issue d'une partie ou de la totalité du contenu stomacal dans la cavité péritonéale. Dans certains cas, où le malade mourut soit de cachexie, soit d'une maladie intercurrente, on a trouvé l'estomac perforé et rien cependant ne s'était épanché dans le péritoine. Il y a lieu de se demander si, dans ces faits exceptionnels, où l'on n'a observé d'ailleurs aucun des symptômes de la perforation pendant la vie, on peut se demander, disons-nous, si la perforation ne s'est pas produite après la mort, sous l'influence de la puissance digestive du suc gastrique.

Dans la plus grande majorité des cas, on trouve dans la cavité péritonéale le contenu stomacal. La séreuse, suivant que la mort est survenue plus ou moins rapidement, est tantôt simplement distendue par les gaz, visqueuse, dépolie, finement injectée, tantôt présente tous les caractères de la péritonite purulente généralisée.

Lorsque l'ulcère ne s'est jusqu'alors traduit que par peu ou pas de symptômes, la perforation est presque foudroyante. « Une personne, le plus souvent une femme jeune et bien portante en apparence, d'autres fois une femme dyspeptique et chlorotique depuis quelque temps, éprouve tout à coup, à la suite d'un repas, une douleur atroce dans l'abdomen, puis tous les symptômes d'une péritonite rapidement fatale. Ce passage rapide d'une santé apparente à une souffrance horrible et à la mort éveille singulièrement l'attention et quelquefois fait naître le soupçon d'un empoisonnement (1). »

Le plus souvent, cependant, le malade avait déjà tous les signes d'un ulcère de l'estomac. Tout à coup, il ressent une douleur extrémement vive à la région épigastrique ; il a quelquefois la sensation d'une déchirure intérieure et de l'écoulement du liquide dans la cavité péritonéale ; la douleur s'étend bientôt à tout l'abdomen, puis surviennent rapidement des phénomènes de col·lapsus, caractérisés par l'accélération et la petitesse du pouls, l'altération profonde des traits du visage, le refroidissement des extrémités ; la température s'élève à 40°, 41°, le ventre est ballonné, distendu par les gaz, extrèmement douloureux à la pression. Les vomissements, si fréquents dans les péritonites aiguës, manquent presque toujours, à cause de la vacuité de l'estomac, dont le contenu s'est répandu dans le péritoine ; ce signe, joint à la diminution ou à la disparition de la matité hépatique, résultat de l'épanchement gazeux intrapéritonéal, constitue même le facteur le plus important du diagnostic de péritonite par perforation. Les traits se grippent de plus en plus, le nez s'effile, les yeux se cernent, le pouls devient filiforme et le malade meurt dans le collapsus, après douze, vingt-quatre, trente-six, quarante-huit heures au plus.

Cette péritonite par perforation se distingue

____

(1) Brinton, *loc. cit.*

des autres péritonites aiguës par l'absence ordinaire de vomissements, la diminution de la matité hépatique, comme nous l'avons déjà dit; elle s'en distingue encore par l'intensité du début, la rapidité de son évolution et quelquefois par un signe qui a été remarqué par quelques auteurs : si l'on fait boire le malade, il sent nettement, au début du moins, le liquide sortir de son estomac et s'épancher dans la cavité péritonéale.

Péritonite localisée.

D'autres fois, soit que l'épanchement du contenu stomacal ne s'étende pas très loin, soit que la perforation ait été précédée de la formation d'adhérences entre l'estomac et les organes voisins, adhérences qui opposent une barrière à l'extension du contenu stomacal, il se produit non plus une péritonite généralisée, mais une péritonite circonscrite ; l'exsudat purulent mélangé aux matières venues de l'estomac est limité par des fausses membranes épaisses qui tapissent l'estomac, l'intestin, le foie ou l'épiploon, et il se forme ainsi un abcès péritonéal enkysté qui peut s'ouvrir à son tour dans la grande cavité péritonéale, dans l'intestin, au niveau de la paroi antérieure de l'abdomen, ou enfin du côté du thorax dans la plèvre ou dans une bronche.

Au début, le malade présente tous les signes de la perforation stomacale et de la péritonite intense que nous venons de décrire ; mais, au lieu de s'accentuer avec une rapidité effrayante et d'aboutir en quelques heures au collapsus et à la mort, ces signes persistent pendant quelques

jours et diminuent peu à peu. Le ventre est
moins tendu, moins douloureux à la pression,
dans son ensemble tout au moins, car la palpation du point enflammé est encore le siège d'une
vive douleur ; l'appétit est en partie revenu, des
crises de diarrhée remplacent de temps en temps
la constipation opiniâtre ; le malade n'a plus la
torpeur, le facies grippé du début, mais il est
encore maigre, avec les yeux cernés, les traits
tirés ; le pouls est rapide ; la fièvre tombe le
matin, pour s'élever, le soir, à de hautes tempéra-
tures. Puis l'état général, après avoir paru s'amé-
liorer, s'affaisse de plus en plus ; l'amaigrissement s'accentue ainsi que l'anémie, le malade
tombe dans le marasme et meurt après dix ou
quinze jours, quelques semaines au plus, par les
progrès de l'épuisement et de l'hecticité.

Dans quelques cas, l'abcès s'ouvre dans une des
directions que nous avons déjà indiquées ; mais
cette terminaison n'est guère plus favorable, le
plus souvent ; tantôt, le malade meurt de la nouvelle complication qui en résulte, tantôt il succombe, après quelques semaines de suppuration,
dans l'hecticité et le marasme.

Il est une variété de péritonite localisée qui Abcès sous-
phrénique
mérite une description spéciale à cause de sa ra-
reté, à cause surtout des difficultés de diagnostic
qui l'entourent et de l'immense service que peut
rendre le médecin à son malade par un diagnostic
précis, une intervention hâtive et bien entendue :
ce sont les abcès gazeux sous-phréniques.

Dans un mémoire paru en 1879, Leyden rapporte trois observations personnelles de cette affection, lui donne le nom de pyopneumothorax subphrenicus et en décrit les principaux symptômes. En 1890, MM. Debove et Rémond publièrent à la Société médicale des Hôpitaux un mémoire dans lequel ils étudièrent toutes les observations éparses dans la littérature médicale, y ajoutant une observation personnelle suivie de guérison, et donnèrent à cette maladie le nom plus juste d'abcès gazeux sous-diaphragmatiques. La thèse de M. Ramadan (1), élève de Debove, a été faite avec les notes que lui ont remises ces auteurs.

Il avait donc été déjà publié un certain nombre d'observations, mais pendant longtemps l'abcès gazeux sous-phrénique n'avait pas été diagnostiqué ou n'avait pas été traité. Le mémoire de Leyden et, plus tard, ceux de Jaffé, de Sœnger, de Neusser, ont fixé la symptomatologie de cette affection. Quant au traitement, c'est dans ces dernières années seulement qu'il a été appliqué avec succès.

Il arrive quelquefois que l'abcès ne contient pas de gaz, mais simplement du pus : ce sont les abcès sous-phréniques, plus difficiles encore à diagnostiquer.

Les abcès sous-diaphragmatiques gazeux ou purulents peuvent être dus à des causes diverses ;

____

(1) Paris, 1890 (*Pyopneumothorax sous-phrénique*).

dans l'immense majorité des cas, cependant, ils surviennent à propos d'un ulcère de l'estomac ou du duodénum, et ce sont ceux-là seuls que nous avons l'intention d'étudier.

C'est une affection rare : on a signalé 12 cas d'abcès sous-phréniques gazeux dus à une perforation stomacale, 4 dus à une perforation duodénale et 4 cas d'abcès non gazeux dus aux mêmes causes.

Lorsque l'estomac a été fixé aux organes voisins par des adhérences antérieures, l'épanchement intra-péritonéal, qui se produit lors de la perforation, peut ne pas se généraliser et se faire uniquement dans la partie supérieure de l'abdomen. Il est possible aussi que, même sans adhérences préalables, la péritonite se limite promptement par l'adhérence des anses intestinales entre elles et avec la paroi abdominale.

L'abcès siège plus souvent à droite, ainsi que permettait de le supposer le siège plus fréquent de l'ulcère à l'antre pylorique ; la perforation du cardia n'est pas rare non plus, comme nous l'avons vu; aussi l'abcès peut-il se produire dans l'hypocondre gauche. Dans certains cas, enfin. il s'étend transversalement d'un côté à l'autre.

La poche a sa paroi supérieure formée par le diaphragme, sa paroi inférieure par le foie et l'estomac, sa paroi droite par le ligament suspenseur dans la grande partie des cas, sa paroi gauche par la rate adhérente au diaphragme ; le bord antérieur est formé soit par le bord du foie adhérent à la paroi abdominale, soit par le côlon transverse et les anses intestinales adhérentes au bord du foie et à la paroi de l'abdomen; le bord postérieur par le ligament coronaire.

Dans certains cas, l'abcès siège à droite du ligament suspenseur qui forme sa paroi interne. On a trouvé (un cas de Pfühl) un abcès purulent à droite du ligament coronaire, un abcès gazeux à gauche.

Le foie est généralement peu descendu au-dessous de sa position normale, pour ce qui est de son bord antérieur au moins, autour duquel il peut basculer.

Le diaphragme, par contre, paralysé, est le plus souvent refoulé dans l'intérieur de la cavité thoracique, quelquefois jusqu'au niveau de la deuxième côte, repoussant avec lui la plèvre, le poumon et le cœur.

Contenu.

La cavité est tout entière tapissée de fausses membranes épaisses, contient un liquide horriblement fétide, fait de pus et de débris alimentaires en putréfaction. Quelquefois, l'abcès est simplement purulent; mais le plus souvent, dans les trois quarts des cas comme nous l'avons vu, il contient une grande quantité de gaz horriblement fétides. C'est alors que se produisent le refoulement considérable du diaphragme et les signes qui ont fait donner à cette variété de péritonite localisée le nom de pyopneumothorax sous-phrénique.

Ces abcès peuvent évoluer comme toutes les

péritonites localisées, s'ouvrir dans un point ou un autre. Leur siège cependant leur imprime une tendance spéciale à amener de la pleurésie sèche, séreuse ou purulente, à perforer le diaphragme et consécutivement à gangrener la base du poumon adhérente à ce muscle, à refouler le cœur et à produire de la péricardite sèche le plus souvent.

Au cours d'un ulcère de l'estomac dont le diagnostic était confirmé ou d'un ulcère latent surviennent brusquement, à la suite d'un repas, une douleur vive à l'épigastre, qui gagne rapidement un des hypocondres et irradie dans l'épaule correspondante, des frissons, une fièvre modérée, de la dyspnée, des vomissements quelquefois. Le malade est dans un abattement complet, le facies grippé, les extrémités froides, le visage a parfois une teinte subictérique. *Symptômes.*

La paroi abdominale est lisse, tendue, le ventre ballonné, douloureux à la pression ; dans un des hypocondres, ou dans les deux, occupant aussi l'épigastre et la base du thorax, se voit une voussure très appréciable qui élargit la base du thorax.

La palpation permet de mieux apprécier encore cette voussure ; elle permet de constater aussi que la région est douloureuse à la pression, que le foie dépasse un peu le bord des fausses côtes ; que l'abdomen est relativement souple dans sa partie sous-ombilicale, tendu et ballonné dans la partie supérieure. Enfin, les vibrations ont disparu dans la région thoracique correspondant à l'abcès.

La percussion donne des résultats variables, suivant qu'il s'agit d'un abcès purulent ou gazeux. Dans le premier cas, c'est une simple augmentation de la matité ; dans le second, c'est du tympanisme remplaçant la matité hépatique et remontant très haut dans le thorax jusqu'à la sonorité normale ou un peu exagérée du poumon.

A l'auscultation, on trouve, dans les cas types d'abcès gazeux, tous les signes du pneumothorax ordinaire : bruit d'airain, tintement métallique, souffle amphorique et quelquefois bruit de flot. Si l'abcès s'est surtout développé vers l'abdomen ou s'il est simplement purulent, ces signes font complètement défaut.

Il arrive fréquemment enfin de trouver le cœur déplacé vers la gauche ; ses bruits prennent un timbre métallique.

Le pouls est petit, faible, fréquent ; la respiration difficile ; tantôt la peau devient sèche, terreuse ; tantôt les malades se plaignent de sueurs profuses ; l'appétit disparait, l'amaigrissement est rapide, et, en dehors de toute nouvelle complication, la mort survient dans la fièvre hectique après six semaines ou deux mois. D'autres fois, la terminaison fatale est amenée par une péritonite généralisée, la gangrène pulmonaire, ou à la suite de vomiques et d'une fistule bronchique.

Diagnostic   Le diagnostic de l'abcès gazeux est extraordinairement difficile. Au début, on peut penser à une obstruction intestinale ; mais ce diagnostic est vite abandonné, les symptômes et l'évolution caractéristique de cette affection ne permettant pas une longue hésitation.

La dilatation de l'estomac avec météorisme stomacal peut donner le change d'autant plus que le malade a, le plus souvent, présenté pendant longtemps des signes d'une affection stomacale. Le lavage de l'estomac ramène généralement un liquide clair, et, les gaz étant sortis, le tympanisme persiste. Cette circonstance avec l'existence de la fièvre est importante pour le diagnostic.

Le diagnostic le plus difficile est celui de pyo-pneumothorax partiel. Les signes fournis à l'inspection, la palpation et la percussion sont les mêmes dans les deux cas. Certaines considérations permettent cependant de sortir d'embarras. C'est ainsi que la ligne de tympanisme, qu'il est facile de limiter, s'abaisse manifestement dans l'inspiration ; de plus, le malade a présenté ordinairement des signes d'affection stomacale, alors que l'examen le plus attentif ne permet de retrouver aucun indice d'affection pulmonaire.

La matité du foie a d'ailleurs complètement disparu dans le faux pneumothorax, tandis qu'elle persiste dans le vrai.

En dernier ressort, la ponction exploratrice est un auxiliaire puissant. Elle donne un pus horriblement fétide à odeur fécaloïde. Et, signe plus précieux, mis en lumière par Pfühl et Jaffé, la pression dans un manomètre en communication avec l'abcès est plus grande au moment de l'inspiration, plus faible à l'expiration.

Le diagnostic de l'abcès non gazeux sousphrénique siégeant à droite n'est généralement pas fait. Il n'en est pas de même de l'abcès siégeant à gauche, dont le diagnostic est ordinairement facile.

Pron stic. Le pronostic de l'abcès sous-diaphragmatique, gazeux ou non, est tout particuliairement grave, et cette gravité semble tenir surtout à ce que l'affection est rarement diagnostiquée. La mortalité diminue en effet depuis que les symptômes sont mieux connus et qu'un traitement approprié peut être appliqué en temps utile. Ainsi, tandis que sur 21 cas rapportés par Ramadan un seul avait été suivi de guérison, Nowack (1) sur 7 opérés en a pu guérir 4.

Un diagnostic rapidement posé, une intervention précoce et judicieuse, tels sont les moyens de diminuer encore cette effrayante mortalité.

Traitement. Le pus doit être évacué aussitôt qu'on a constaté sa présence ; une ponction est faite au point le plus saillant et, sur le trocart comme conducteur, on fait une incision transversale de 5 à 6 centimètres. Cette incision peut porter soit au-dessous des fausses côtes (obs. de Debove et Rémond), soit plus haut dans un espace intercostal ; dans ce dernier cas, il est quelquefois

(1) *In Martin. Pyothorax sous-phrénique*, thèse, 1892.

bon, comme l'a fait Scheurlen, de réséquer 4 à 5 centimètres d'une côte pour permettre à l'écoulement du pus de se faire plus facilement. La cavité de l'abcès est lavée et drainée convenablement ; le pansement sera renouvelé tous les jours s'il est nécessaire.

Le plus souvent, c'est par l'intermédiaire de ces péritonites localisées, bien plus que par l'extension du travail ulcératif, que se fait la communication anomale de l'estomac et des organes voisins.

Ces abcès intrapéritonéaux que nous venons d'étudier peuvent, en effet, fuser plus ou moins loin, gangrener les tissus qui les avoisinent et s'ouvrir soit dans l'intestin, soit à la paroi abdominale, soit après avoir perforé le diaphragme dans un des organes contenus dans la cavité thoracique.

L'ouverture dans le duodénum ou dans un autre point du petit intestin est rare ; c'est le plus souvent dans le côlon qu'elle se produit.

Le malade, après avoir présenté tous les signes d'une péritonite, localisée pendant un ou deux mois, rend subitement dans ses garde-robes une grande quantité de pus et de sang ; les signes généraux graves peuvent alors disparaître, les garde-robes continuent pendant un certain temps à être purulentes, puis ou la mort survient dans l'hecticité, ou la guérison se produit complète après un temps variable, comme dans une observation de Barton (1). Si l'estomac communique directement avec l'intestin, les aliments sont rendus peu après leur ingestion et à peine digérés; Barton a été obligé de nourrir sa malade pendant plus de six semaines par la voie rectale exclusivement.

Si la communication gastro-colique se fait directement sans l'intermédiaire d'un abcès péritonéal, les signes de cette dernière affection manquent; il n'existe que la lientérie, c'est elle seule qui met sur la voie du diagnostic.

Fistule stomacale. La fistule stomacale est rare, Brinton en rapporte 7 ou 8 cas. Elle ne se produit généralement pas par accolement de l'estomac à la paroi, mais le plus souvent à la suite d'un abcès péritonéal, qui s'ouvre à l'extérieur au niveau de l'épigastre ou de l'ombilic, après avoir ou non déterminé un abcès dans le muscle droit de l'abdomen. Tantôt, la mort survient par épuisement ; tantôt, et c'est la terminaison la plus fréquente, la suppuration se tarit peu à peu, les parois de la cavité se rapprochent et se soudent; l'ouverture se cicatrise, s'oblitère. Il ne persiste plus de l'accident qu'une adhérence anomale de l'estomac à la paroi. Il est rare, en effet, que ces fistules gastriques persistent: la guérison complète est leur mode de terminaison le plus habituel.

Au lieu de s'ouvrir dans la cavité péritonéale ou un organe contenu dans cette cavité, l'ulcère

(1) *British med. Journ.*, 1890.

rond peut perforer le diaphragme et établir une communication entre l'estomac, d'une part, la plèvre, le poumon, le péricarde, le cœur, le médiastin, d'autre part. Tantôt, cette perforation du diaphragme se fait par l'intermédiaire d'une péritonite enkystée; tantôt, mais bien plus rarement, elle résulte de l'extension du processus ulcéreux de la lésion stomacale.

Dans un cas comme dans l'autre, il s'est préalablement établi des adhérences solides entre le diaphragme et les organes thoraciques, et, lorsque la communication s'établit entre le thorax et l'abcès sous-phrénique ou l'estomac, le liquide fait irruption dans la cavité même des organes ; il en résulte des accidents variables.

Lorsque la plèvre pariétale est seule adhérente, le contenu stomacal ou purulent fait issue dans la grande cavité pleurale, détermine un pyopneumothorax qui peut, soit amener une suffocation rapide et la mort, soit, au contraire, durer un temps plus ou moins long avant de conduire le malade à cette terminaison fatale.

Il peut se produire une pleurésie purulente, et pour cela la communication entre le péritoine et la plèvre n'est pas nécessaire. Cette complication survient au cours des abcès sous-phréniques, gazeux ou non, et s'explique facilement par les communications lymphatiques de la plèvre et du péritoine au travers du diaphragme.

Outre cette éventualité d'une pleurésie purulente, et concurremment ou non avec elle, il peut se produire une gangrène pulmonaire. Les deux feuillets de la plèvre étant adhérents, l'ulcération arrive jusque sur le tissu pulmonaire qui se nécrose, s'infecte et se gangrène. Il en résulte une cavité plus ou moins grande, qui s'ouvrira bientôt dans une bronche et donnera tous les signes d'un foyer circonscrit de gangrène pulmonaire.

Perforation dans le péricarde. La perforation peut se faire dans le péricarde adhérent au diaphragme. Il se produit un pneumopéricarde avec péricardite putride, dont l'exsudat s'ajoute au contenu stomacal ; le cœur baigne dans ce liquide infect et, à sa surface, est macéré par place. Brusquement, le malade ressent une douleur vive à l'épigastre ; il est pris d'une dyspnée intense, qui augmente de plus en plus et s'accompagne d'une cyanose généralisée. On ne perçoit plus, ni à la main ni à l'oreille, le choc de la pointe du cœur ; les bruits du cœur, les frottements péricardiques ont un timbre métallique, la matité précordiale est remplacée par une sonorité exagérée. Rapidement, le pouls devient petit, faible, irrégulier, l'asystolie est de plus en plus marquée, le malade meurt en quelques jours dans le collapsus ou dans le délire et les convulsions.

Les observations de ce genre sont très rares. Sœninger, Rosenstein, Guttmann (1), de Cérenville et Moizard en ont rapporté chacun un cas

____

(1) *Berl. klin. Woch.*, 1880.

et nous ne sachions pas qu'il en ait été publié
d'autre. Dans le cas de Guttmann, « à l'autopsie (1)
on trouve la poche séreuse du péricarde dilatée
par un vaste épanchement gazeux. Le sac ainsi
dilaté occupe tout l'espace indiqué par la percussion sur le vivant. Les poumons sont fortement rétractés vers la gauche. Des adhérences
faibles, récentes, les unissent au péricarde.
L'estomac présente dans la région du cardia, sur
la paroi postérieure de la petite courbure, une
ouverture ovale, à bord lisse, de 1,5 cent. sur
1 cent. Cette perforation, située à la partie la
plus profonde d'une cicatrice d'ulcère, donne
immédiatement accès dans le péricarde. A ce
niveau, l'estomac fait corps avec le diaphragme
sur une étendue de 5 centimètres. » Le malade de
de Cérenville (2) mourut quatorze jours seulement après le début de l'affection, ayant tous
les signes d'un pneumopéricarde avec pneumothorax. L'autopsie montra qu'il existait un
pyopneumothorax sous-phrénique gauche, que
le péricarde était distendu par des gaz fétides et
que le cœur macéré par places était recouvert
de matières ayant l'odeur et l'aspect du contenu
stomacal. Sur la petite courbure de l'estomac, au
niveau d'une adhérence au diaphragme, se
trouvait une ulcération allongée, en grande
partie cicatrisée, sauf près du cardia, où une

(1) *Arch. génér. de méd.*, 1880.
(2) *Rev. de la Suisse romande*, 1885.

ouverture arrondie fait communiquer directement l'estomac et le péricarde, un peu à gauche de la pointe du cœur.

Dans le cas observé par M. Moizard (1), la communication entre l'estomac et le péricarde s'est faite sans grands fracas chez une femme de cinquante-six ans, cachectique. Le pneumopéricarde fut découvert sans qu'aucun symptôme ait attiré l'attention du côté du cœur. La malade n'avait ni palpitations, ni dyspnée, le pouls était petit et irrégulier, mais le premier bruit du cœur avait un timbre métallique très net. Le lendemain, on perçoit « un bruit de clapotement rappelant absolument par ses caractères le bruit de moulin ». La percussion de la région précordiale donne un bruit tympanique. Le troisième jour, la dyspnée est très marquée, le pouls petit, irrégulier, les extrémités froides. La mort survient au milieu du quatrième jour. « Le péricarde est fortement dilaté; ses deux feuillets sont recouverts d'un exsudat villeux se détachant assez facilement... Il communique avec l'estomac par un orifice mesurant 25 centimètres de pourtour. Cet orifice est constitué de haut en bas par le péricarde, le diaphragme et la paroi stomacale fortement unis par du tissu conjonctif et impossibles à isoler. A droite, les bords de cette ouverture sont constitués par le tissu conjonctif du centre aponévrotique du diaphragme et le lobe

____

(1) *Soc. Méd. des Hôp.*, 1885.

gauche du foie, présentant une surface anfrac-
tueuse, grisâtre. »

A côté de cette complication mortelle, le péricarde peut présenter des lésions moins graves ;
c'est ainsi qu'on observe quelquefois une péricardite purulente à la suite d'abcès sous-phréniques, une péricardite séreuse, ou le plus souvent
une péricardite sèche.

C'est l'existence de cette péricardite adhésive
qui rend possible la production d'une complication redoutable, mais heureusement rare : la perforation du ventricule gauche.

Il n'en existe, à notre connaissance, que quatre
cas dans la science. La première observation, due
à Chiari (1), concerne une femme de soixante et
onze ans, qui meurt rapidement après son entrée
à l'hôpital, avec tous les symptômes de l'ulcère
simple, et spécialement des hématémèses et du
melœna. A l'autopsie, on trouve sur la petite
courbure un ulcère de 2 centimètres de diamètre ; l'estomac est à ce niveau déprimé en un
cul-de-sac du volume d'une noix, s'étendant à
travers le diaphragme, le péricarde et la paroi
du ventricule gauche, présentant à son extrémité une ouverture qui peut admettre une sonde
cannelée ordinaire. Le cœur et le péricarde sont
adhérents l'un à l'autre, le muscle est friable,
atteint de dégénérescence graisseuse, l'endocarde
épaissi sur une étendue d'un centimètre environ

(1) *Anzeig. der krank Gesellsch.*, 1880.

autour de la perforation. L'estomac est complètement rempli de sang frais, tous les organes sont
dans une anémie profonde.

Dans le second cas, dû à Brenner(1), il s'agit d'une
femme de cinquante-cinq ans, sujette, depuis quatre ans, à des crises de cardialgie, accompagnées
de vomissements. Six mois avant sa mort, elle eut
une pleurésie avec irradiations extrêmement douloureuses à l'épigastre ; un jour, enfin, elle a une
hématémèse abondante, du melœna, et elle succombe en quelques jours, avec les symptômes
d'une anémie profonde et d'une détresse cardiaque extrême. A l'autopsie, on trouve une perforation circulaire de la petite courbure faisant
communiquer l'estomac et le cœur.

Oser (2) publie une troisième observation dans
laquelle la malade, âgée de soixante et onze ans.
succombe en trois jours, avec des hématémèses
et du melœna abondant. A l'autopsie, on découvre
un ulcère rond qui fait communiquer l'estomac
et le cœur par un long canal intermédiaire.

Le quatrième cas est dû à Magee Finny (3). Le
malade, âgé de dix-neuf ans, entre à l'hôpital
pour un rhumatisme articulaire subaigu ; l'auscultation montre l'existence d'une péricardite
sèche, caractérisée par un frottement au niveau
du sternum. En quelques jours, les symptômes

(1) *Wien. med. Woch.*, 1881.
(2) *Wien. Blatter*, 1881.
(3) *British. med. Journ.*, 1886.

rhumatismaux et le frottement disparaissent, la fièvre tombe ; quinze jours plus tard, le malade est complètement guéri.

Il ne présentait aucun symptôme de maladie de l'estomac, sauf cependant une douleur à l'épigastre et au niveau du cartilage de la sixième côte gauche, douleur qui, depuis cinq ans, survenait à des époques variables, ne durait que quelques jours, n'avait aucune relation avec l'introduction des aliments et n'était pas suivie de vomissements.

Pendant son séjour à l'hôpital, il eut deux ou trois crises cardialgiques très vives ; mais, dans la dernière semaine, il paraissait bien portant ; la fièvre, cependant, avait reparu et pris un type hectique qu'on attribua à la tuberculose.

Dans la nuit du 8 décembre, le malade dormit mal ; le 9, à huit heures du matin, il va sur le vase, se plaint d'une très grande faiblesse et se trouve mal au moment où on le rapporte dans son lit : ses matières fécales étaient sanglantes ; il pâlit et meurt en une demi-heure, sans avoir eu de vomissement.

L'estomac et l'intestin, jusqu'à l'anus, étaient remplis de sang ; le premier de ces organes en contenait à lui seul environ deux « quarts ». La surface antérieure de l'estomac était fixée au diaphragme sur une étendue de 2 pouces environ par des adhérences très denses. Près du cardia se trouvait un ulcère, long d'un pouce et un quart, large de trois quarts de pouce, qui avait perforé la partie tendineuse du diaphragme et avait fait communiquer directement, sans abcès ni sac intermédiaire, le cœur et l'estomac, par une ouverture assez large. Le cœur était adhérent au péricarde sur une étendue de 8 centimètres de diamètre tout autour de la perforation ; il existait enfin une myocardite qui avait évidemment préparé les voies à l'ulcération.

Emphysème. — Citons enfin, comme complication extrêmement rare, l'emphysème du médiastin. L'épanchement du contenu gastrique se fait entre les plèvres et le péricarde ; une dyspnée subite, extrêmement intense, annonce cette complication, puis bientôt l'emphysème se généralise et amène la mort à bref délai.

Dilatation de l'estomac. — Fréquemment, avons-nous dit, les malades atteints d'ulcères restent des dyspeptiques ; il arrive quelquefois aussi que l'ulcère laisse des traces plus graves et plus durables : la dilatation de l'estomac.

Et, ici, il s'agit de s'entendre ; nous n'avons pas souvent parlé de la dilatation de l'estomac au cours de l'ulcère, bien que ce syndrome soit, sur la foi des traités, signalé dans beaucoup d'auteurs La dilatation de l'estomac est caractérisée par la distension des parois stomacales et la stase des aliments pendant plus de sept ou huit heures ; mais où surviennent les dissentiments, c'est quand il faut donner un moyen de diagnostiquer cette dilatation. Pour les uns, c'est la percussion qui donne le diagnostic ;

pour les autres, la recherche du clapotage ou de la succession hippocratique.

Pour Kernig, par exemple (1), lorsque l'estomac n'est pas dilaté, si on le percute après le repas on trouve une matité qui occupe l'épigastre s'étendant un peu vers l'ombilic et à gauche ; cette matité ne disparait pas dans le décubitus latéral droit et n'est pas modifiée dans la station verticale. Dans la troisième, quatrième et cinquième heure, la matité, un peu moins étendue dans le décubitus dorsal, disparait dans le décubitus latéral droit et diminue dans la station debout ; la digestion finie, on ne trouve plus aucune matité.

Quand la dilatation est modérée, la matité est beaucoup plus étendue ; elle persiste ou disparait, suivant que la dilatation est plus ou moins grande, dans le décubitus latéral, et descend dans la station verticale jusqu'à deux travers de doigt au-dessous de l'ombilic. Dans les trois heures suivantes, la matité persiste dans le décubitus dorsal, disparait dans le décubitus latéral et descend jusqu'à l'ombilic dans la station debout.

Chacun sait combien la percussion de l'abdomen est trompeuse et ne fournit que des renseignements incertains ; c'est un procédé qu'il ne faut pas négliger, mais les chirurgiens aussi bien que les médecins, ne lui demandent

(1) *St-Petersb. med. Woch.*, 1889.

que des renseignements préparatoires ou complémentaires. Elle ne saurait donner plus.

Le clapotage au niveau de la région stomacale semble, à première vue, être un moyen très bon pour indiquer la stase des aliments. « Tout estomac qui clapote au-dessous du milieu d'une ligne passant par l'ombilic et le milieu du rebord des fausses côtes, sept heures après le repas ou le matin à jeun, est un estomac dilaté. » Malheureusement, il est difficile, impossible même, d'affirmer que le clapotage se produit dans l'estomac, il se produit à la région épigastrique autour de l'ombilic quelquefois et plus à gauche, mais l'estomac n'occupant pas à lui seul toutes ces régions, nous pouvons affirmer que nous percevons le clapotage dans telle étendue, mais non qu'il se produit dans l'estomac; il peut se produire, comme l'avait dit Malibran, dans le côlon transverse, assez souvent dilaté.

L'un de nous (Debove) a d'ailleurs montré que le clapotage intestinal pouvait se produire en l'absence complète de liquide. Une certaine longueur de l'intestin est préalablement lavée à grande eau, de façon à expulser les matières qu'elle contient, puis soigneusement débarrassée de l'eau qui pourrait rester après ce lavage; on la gonfle ensuite modérément en l'insufflant avec un tube de verre, et on lie les deux extrémités. Cette anse intestinale, vide d'eau et de matières fécales, est mise dans une cuvette; et, si on lui imprime avec la main des secousses

brusques et rapides, comme on le fait dans
l'exploration de l'estomac, on produit un bruit
en tout comparable au bruit de clapotement
obtenu au niveau de l'estomac ; cette expérience,
très facile à répéter, démontre que le bruit, dit
de clapotage, que l'on perçoit au niveau et au-
dessus de la région ombilicale chez certains
individus, peut se produire sans qu'il y ait de
liquide, et par suite de stase, dans l'estomac ou
le côlon. Il suffit que le malade ait des parois
abdominales un peu lâches, et c'est le cas chez
la plupart des neurasthéniques, pour que l'on
obtienne le clapotage stomacal.

Aussi, le moyen le plus sûr et le plus simple de
diagnostiquer la dilatation de l'estomac est-il, à
notre avis, le sondage. On introduit la sonde
jusque dans l'estomac aussi profondément que
possible, on fait tousser le malade et le contenu
de l'estomac, si contenu il y a, s'écoule par la
sonde. Quelquefois, on est obligé d'aider les
efforts du malade par la pression au niveau de
la paroi épigastrique en soulevant avec la main
à plat toute la région de bas en haut : ce procédé,
dit d'expression, permet de retirer du liquide,
alors que le sondage seul n'en avait pas donné.
Si, enfin, ce procédé ne donne rien, il faut, avant
d'affirmer que l'estomac ne renferme pas de
résidu, le laver avec de l'eau pure ou légèrement alcaline et constater qu'elle est rejetée
tout à fait claire sans entraîner avec elle autre
chose qu'un peu de mucus, de crachats déglutis

et de suc gastrique rapidement sécrété sous l'influence de ces irritations directes de la muqueuse.

Vomissement. Ainsi donc, si le matin à jeun ou plus de sept heures après le repas on ne retire par la sonde aucun résidu alimentaire, on peut affirmer, selon nous, que l'estomac n'est pas dilaté. Or, c'est ce qui arrive souvent dans les cas où la percussion et le clapotage indiquaient une dilatation. Et, en réalité, suivant le moyen employé par les auteurs pour diagnostiquer la dilatation de l'estomac, ce symptôme est plus ou moins fréquent. M. Le Gendre, par exemple, la trouve 68 fois sur 102 malades, dyspeptiques ou non. Il en fait une maladie primitive dont le rôle pathogénique dans divers troubles de bien des organes serait très important. Nous la croyons, au contraire, extraordinairement rare, comme maladie primitive, et, à l'hôpital Andral, où il passe chaque année une grande quantité de dyspeptiques, on ne l'observe pas, en dehors des dilatations par obstacle mécanique dues à une sténose pylorique, plus de deux ou trois fois par an.

Ainsi, nous n'admettons comme dilatation de l'estomac que celle dans laquelle d'une façon permanente on peut retirer, plus de sept heures après le repas, des aliments par la sonde. Cette dilatation en tant que maladie primitive, c'est-à-dire non sous l'influence d'un obstacle mécanique siégeant au pylore ou au voisinage et empêchant la libre sortie des aliments, est extrême-

ment rare ; c'est une maladie très grave, et l'un
de nous (Debove) a vu chaque fois la mort
survenir, après deux ou trois ans, dans le coma.

Voilà donc expliqué notre silence sur la dilatation de l'estomac au cours de l'ulcère ; si on
lave le matin à jeun l'estomac ulcéré, on ne
retire aucun résidu alimentaire ; ce que l'on
retire quelquefois. ce sont 100 à 200 grammes
de liquide gastrique produit de l'hypersécrétion
continue. Non seulement ces malades n'ont pas
de stase alimentaire, mais ils digèrent très vite
et l'estomac se vide rapidement dans l'intestin ;
il ne faut donc pas s'étonner de trouver chez
eux un estomac non dilaté, et même souvent
petit, comme on le constate à l'autopsie.

Quand la dilatation survient au cours de
l'ulcère, c'est que la lésion, en partie ou non
cicatrisée, siège au voisinage du pylore et met
obstacle à l'évacuation de l'estomac dans l'intestin. Plus tard, quand la lésion est complètement
cicatrisée, la sténose est plus étroite encore et la
dilatation devient inévitablement de plus en
plus grande. Cette complication survenant au
cours ou à la suite de l'ulcère est heureusement
assez rare ; plus rare encore, exceptionnelle
même, est la dilatation d'une partie seulement
de l'estomac, une bride cicatricielle divisant
l'organe en deux parties qui communiquent
entre elles par un orifice admettant à peine le
petit doigt ; ce sont les estomacs en binocle,
bissac, sablier, etc., toutes comparaisons ingé-

nieuses, mais que l'on a fort heureusement, rarement l'occasion d'appliquer.

Quoi qu'il en soit de la cause de la dilatation et du siège anatomique de l'obstacle, cette maladie se caractérise toujours par certains symptômes graves que nous pouvons maintenant étudier.

Nous n'insisterons pas sur tous les signes, car nous n'avons pas à décrire ici la dilatation de l'estomac.

Sans mépriser les signes physiques que l'on se plaît à décrire, inspection, palpation, qui ne donnent souvent rien, percussion, clapotage et succussion, qui sont souvent trompeurs, nous ne les décrirons pas ; ce sujet nous entraînerait trop loin, et nous n'accordons qu'à un seul signe une valeur diagnostique certaine de la dilatation : l'évacuation, par la sonde ou un vomissement, de résidus alimentaires sept heures après le repas.

Les dilatés vomissent, en effet ; ceux dont nous parlons ici et qui ont un obstacle plus ou moins serré peuvent avoir un estomac extraordinairement distendu, descendant quelquefois jusqu'au pubis, qu'on voit dans certains cas se dessiner sous la paroi abdominale ; ils remplissent par les repas successifs cette poche immense ; comme l'évacuation ne peut se faire que très incomplètement par le pylore, lorsque la poche est pleine il se produit un vomissement abondant, vidant à peu près complètement l'estomac et rendant le repos au malade pour un ou deux jours, ou même trois ou quatre jours.

Par suite de cette nutrition par trop incomplète, le malade tombe rapidement dans l'anémie et la cachexie, et, si l'on ne porte rémède à son rétrécissement par une opération chirurgicale appropriée, le malade, amaigri, pâle, ayant l'aspect d'un cancéreux, ne tarde pas à succomber dans le marasme le plus absolu.

Il nous reste enfin à décrire une dernière complication, ordinairement éloignée de l'ulcère simple : c'est la production, la formation d'un cancer soit sur sa cicatrice, soit sur le fond et les bords.

On connait depuis fort longtemps déjà cette complication redoutable. « On trouve souvent, dit Brinton, des escarres dans des estomacs qui ont été envahis plus tard par le cancer ; souvent aussi on voit coïncider les deux maladies dans le même organe ; mais, comme on pouvait s'y attendre, c'est alors le cancer qui est venu s'ajouter à l'ulcère, jamais l'ulcère au cancer. En effet, on n'a jamais cité, que je sache, un cas où un ulcère se soit formé dans une partie saine d'un estomac cancéreux. Je ne connais pas d'observation authentique d'après laquelle un estomac atteint d'ulcère soit devenu le siège du cancer, sans que l'ulcère lui-même ait été envahi ou du moins sans que l'infiltration ait atteint sa base ou ses bords. Le plus souvent, ce sont ces parties seules qui deviennent le siège du cancer.

Ainsi, un ulcère qui a duré de longues années se termine tout à coup par la mort ; l'autopsie révèle une infiltration cancéreuse considérable sur les bords épaissis de l'ulcère ou même dans les parois qui auraient subi une altération analogue, à une grande distance de l'ulcère ; ou bien on trouve une masse fongueuse d'origine plus récente, s'élevant au centre de l'excavation. Parfois il semble qu'une infiltration cancéreuse de même nature se soit produite après que l'ulcère primitif avait déjà perforé l'estomac, et ait envahi les limites de l'abcès chronique, auquel la perforation peut, dans certains cas, donner naissance.

« Les variétés de cette espèce sont illimités et pourtant, après tout, n'est-on pas en droit de supposer que la présence d'un ulcère dans l'estomac puisse déterminer le développement de la cachexie cancéreuse et contribuer à fixer l'élément cancéreux dans cet organe ? »

Sur 160 cas de cancer qu'il a pu examiner, Dittrich a trouvé 8 fois cette lésion développée sur un ulcère cicatrisé ou encore en évolution. Lebert donne une proportion plus élevée : pour lui, le cancer succéderait à un ulcère 9 fois sur 100 environ. Hæberlin (1) dit que l'existence d'un ulcère simple antérieur au cancer peut être démontrée d'une façon certaine 3 fois sur 100, 4. 2 pour 100 avec un certain degré de certi-

______

(1) *Deutsch. Arch. fur klin. Med.*, 1889.

tude, 3 pour 100 enfin avec vraisemblance.
Rosenheim (1), d'après les malades qu'il a vus
en deux ans, pense que 8 fois sur 100 le cancer
se développe sur un ulcère.

Hauser (2) trouve l'explication de cette étiologie, relativement fréquente, du cancer dans
la constitution de la cicatrice des ulcères. Ses
recherches histologiques lui ont montré qu'au
centre de la cicatrice se trouvaient de nombreux
tubes disposés soit parallèlement, soit obliquement, soit perpendiculairement par rapport à la
surface épithéliale de l'estomac ; ces tubes, tous
sans orifice, tantôt avaient le calibre normal
d'un conduit glandulaire, tantôt étaient dilatés
et transformés en petits kystes ; ils étaient
tapissés d'un épithélium cylindrique. Il s'agissait
de néoformations adénoïdes développées sous
l'influence du processus inflammatoire qui
accompagne la cicatrisation de l'ulcère ; ce
serait, d'après Hauser, le premier stade de la
dégénération cancéreuse.

Pour Stiénon (3), les bords de l'ulcère sont
toujours le siège d'une hypergenèse glandulaire,
dont le point de départ est l'irritation inflammatoire de l'épithélium des glandes de la muqueuse.
Cette hypergenèse glandulaire serait une des
causes du phagédénisme de l'ulcère et consti-

(1) *Deutsch. Med. Wochens.*, 1890.
(2) *Réunion des naturalistes et médecins allemands*, 1882.
(3) Stiénon, *Acad. de Méd. belge, Bulletin* XVIII, n° 7.

tuerait un terrain favorable à la production du cancer.

Rosenheim (1) considère aussi les conduits glandulaires comme étant le point de départ du cancer ; le cancer résulterait de la prolifération atypique des épithéliums glandulaires qui se produit au cours de la cicatrisation.

Avec des différences sur le rôle de l'hypergenèse glandulaire dans l'évolution du cancer, les auteurs semblent donc s'accorder à attacher à cette irritation glandulaire et à la prolifération atypique des épithéliums, un rôle important dans la pathogénie du cancer.

Quoi qu'il en soit, de toutes ces explications ce fait reste acquis : que, sur 100 cas de cancer, 5 à 8 sont secondaires à un ulcère. Les malades présentent pendant un temps plus ou moins long tous les signes d'un ulcère de l'estomac, puis apparaît une tumeur qui, avec la cachexie rapide, fait bientôt porter le diagnostic de cancer. La maladie évolue alors comme si le cancer existait seul, avec quelques différences toutefois : ainsi, l'appétit est le plus souvent conservé, l'examen du suc gastrique montre qu'il a une richesse normale ou exagérée en acide chlorhydrique ; puis le malade succombe aux progrès de la cachexie cancéreuse.

(1) Rosenheim, *loc. cit.*

DIAGNOSTIC

Dans la très grande majorité des cas, le diagnostic de l'ulcère simple est facile : la douleur, le vomissement, l'hématémèse sont, lorsqu'ils se trouvent réunis, tout à fait caractéristiques. Mais l'un de ces trois symptômes peut manquer, ou exister seul, avoir une importance secondaire ou jouer un rôle prépondérant ; il en résulte, comme nous l'avons déjà dit, une grande variété de formes en présence desquelles le médecin, faute d'éléments suffisants de diagnostic, sera quelquefois fort embarrassé.

Chacun de ces signes existe dans nombre d'affections que nous passerons bientôt en revue, mais présente, dans l'ulcère simple, des caractères particuliers sur lesquels nous avons insisté et dont la connaissance exacte sera très utile en maintes circonstances ; il n'est jusqu'aux petites nuances qui ne soient importantes dans les cas difficiles. Ni la douleur, ni les vomissements, ni la gastrorrhagie cependant n'ont des caractères pathognomoniques, et aucun de ces symptômes, s'il existe seul, ne suffit pour faire le diagnostic.

Aussi est-ce autant pour s'entourer de nouveaux éléments de diagnostic, sinon infaillibles, au moins fort utiles, que pour pénétrer plus avant dans la connaissance de la pathogénie de l'ulcère qu'on a étudié avec grand soin, dans ces dernières années, certains points spéciaux de la physiologie ou de la pathologie de l'estomac.

Voulant déterminer la puissance d'absorption de la muqueuse gastrique à l'état normal et à l'état pathologique, Penzoldt et Faber, en 1882, ont imaginé de chercher quel laps de temps séparait l'ingestion d'une capsule de gélatine contenant 20 centigrammes d'iodure de potassium de l'élimination de l'iodure par la salive. Ils ont trouvé que le temps normal, chez un sujet sain, variait de 6 minutes et demie à 15 minutes, tandis que, dans la dilatation de l'estomac, l'intervalle entre l'ingestion et l'élimination était beaucoup plus long.

Julius Wolff (1), en 1884, reprend ces expériences et trouve que, chez un individu sain, l'élimination se fait un temps variable après l'ingestion, entre 15 minutes et une heure et demie; chez les cancéreux, cet intervalle est de 3 à 4 heures, tandis qu'il est normal dans les autres maladies de l'estomac. La lenteur de la résorption indique,

____

(1) *Zeitsch. fur klin. med.*, 1884.

d'après lui, un cancer de l'estomac ; mais l'inverse n'est pas vrai et un individu atteint de cancer de l'estomac peut ne pas avoir de retard de l'absorption gastrique.

Quetsch, en 1884 (1), recherche l'iodure non dans la salive, mais dans l'urine retirée par cathétérisme. L'ingestion des aliments et le lavage de l'estomac retardent l'absorption ; à jeun, l'iodure se retrouve dans l'urine des sujets sains environ de 9 à 18 minutes après l'ingestion ; chez les dilatés et les cancéreux, il y a un retard très notable, tandis que, dans les cas d'ulcère, l'absorption parait être activée plutôt que retardée.

Zweifel, en 1886, trouve que l'élimination de l'iodure se fait, chez un individu sain, de 8 à 12 minutes après l'ingestion et un peu plus tôt dans l'ulcère ; si elle se fait plus de 20 minutes après, il faut penser à une dilatation gastrique, à un cancer du pylore ou encore à la possibilité d'un ulcère très étendu.

Toutes ces recherches sont concordantes, et il semblerait y avoir là un petit signe diagnostique qui ne serait pas sans valeur dans certains cas. Quant à l'explication de la rapidité plus ou moins grande de l'élimination de l'iodure par la salive ou l'urine, faut-il la chercher, comme l'ont fait les auteurs, dans l'absorption plus ou moins active de la muqueuse stomacale, absorption

____

(1) *Berl. klin. Woch.*, 1884.

fort controversée aujourd'hui. Il semble plus naturel de la chercher dans la puissance digestive plus ou moins grande du suc gastrique.

Puissance digestive du suc gastrique.

C'est ce qu'ont fait d'ailleurs M. Gunzburg en 1889, M. Marfan en 1890. « L'iodure de potassium (1) est préalablement enveloppé d'un corps (la fibrine), digestible dans le liquide stomacal et qui se digère plus ou moins vite, suivant la puissance digestive du suc gastrique... Je vais exposer la technique que j'ai suivie ; c'est exactement celle qui a été indiquée par M. A. Gunzburg, sauf en ce qui concerne le repas d'épreuve :

« On prépare avec un peu de gomme des pastilles de 0^{gr},20 à 0^{gr},50 d'iodure de potassium. On introduit une de ces pastilles dans un fragment de tube de caoutchouc très mince et d'une vulcanisation très forte (pour éviter la diffusion) ; on rabat les deux bouts et on ficelle le petit paquet avec trois fils de fibrine (conservés préalablement dans l'alcool, car ils sont flexibles et se laissent nouer facilement). On noue les fils de fibrine d'une manière très égale.

« Les paquets ainsi formés se conservent longtemps dans la glycérine ; on les en extrait tous les huit jours pour les faire sécher et on les remet dans la glycérine nouvelle. Quand on veut s'en servir, on prend un de ces paquets, on le sèche bien avec du papier buvard ou avec de

(1) *Arch. gén. de Méd.*, mai 1890.

l'alcool absolu et on le met dans une capsule de gélatine à emboîtement.

« Quand on veut examiner le suc gastrique d'un malade, on commence à lui faire faire un repas d'épreuve (un œuf, 100 grammes de pain et un verre d'eau). Une heure après, le malade avale la capsule.

« A partir de ce moment, le malade crache tous les quarts d'heure dans un verre à expérience. Chaque verre à expérience porte à sa base une étiquette sur laquelle on écrit l'heure à laquelle la salive a été mise.

« Le procédé le meilleur pour reconnaitre l'iode dans la salive est le suivant : on additionne la salive d'une certaine quantité d'eau amidonnée ; puis on verse quelques gouttes d'acide nitrique fumant (et pas d'un autre acide). S'il y a de l'iode, il se forme un précipité rougeâtre d'abord, puis bleu, d'iodure d'amidon. »

En comparant les résultats obtenus par ce procédé avec ceux que fournissent les examens par les procédés usuels, Gunzburg et Marfan ont trouvé que :

« Avec plus de 3 00/00 d'HCl et au-dessus, la réaction apparait trois quarts d'heure après l'ingestion de la capsule.

« Avec 2,5 00/00 d'HCl, la réaction apparait une heure après.

« Avec 2 00/00 d'HCl, une heure un quart après (normal).

« Avec 1,5 00/00 d'HCl, une heure trois quarts.

« Avec moins de 1 00/00, la réaction se fait attendre deux heures et plus. »

« Au point de vue clinique, dit M. Marfan, les avantages du procédé de Gunzburg sont évidents ; on n'a pas besoin de recourir à la sonde ; le procédé donne en bloc la puissance digestive du suc gastrique ; on évite ainsi une des causes d'erreur auxquelles exposent les méthodes colorantes, à savoir : la difficulté de juger l'acidité totale, l'acide libre, l'acide combiné. »

La connaissance de la puissance digestive du suc gastrique est, en effet, un des éléments les plus importants du diagnostic des maladies de l'estomac. La puissance digestive du suc gastrique — nous ne disons pas de l'estomac, car, pour M. Hayem, la motricité est un des facteurs importants de la digestion stomacale — dépend de la richesse de ce suc en acide chlorhydrique et en pepsine, et peut être évaluée plus simplement, comme l'ont démontré les digestions *in vitro*, par la richesse en acide chlorhydrique. Aussi, depuis quelques années, a-t-on ajouté à la partie clinique, à la symptomatologie des maladies de l'estomac, une partie chimique, l'analyse du suc gastrique.

Analyse du suc gastrique. Nous n'avons pas l'intention de décrire en détail cette analyse, qui comprend : le dosage de l'acidité totale, de l'acide chlorhydrique libre ou combiné, des acides étrangers (lactique, acétique, butyrique, etc.), la recherche qualitative des peptones, de la syntonine, des propep-

tones, de la pepsine, dont l'analyse quantitative
est encore à trouver. Nous nous contenterons
de dire que les acides étrangers ne sont, dans
l'ulcère, qu'un facteur peu important de l'acidité
totale et nous signalerons brièvement quelques-
unes des méthodes employées pour le dosage de
l'acide chlorhydrique, qui seul nous intéresse
ici à cause de la valeur diagnostique qu'on lui a
justement attribuée.

Pour avoir du suc gastrique, on donne au
malade le matin à jeun un repas, dit repas
d'épreuve, composé de 60 grammes de pain
rassis et de 250 grammes d'eau ou de thé léger
sans sucre ni beurre. Une heure après, on
retire par la sonde, sans lavage, le contenu
stomacal, que l'on analyse après l'avoir filtré
trois fois et en avoir évalué la quantité.

On dose son acidité totale au moyen d'une
solution titrée de soude et d'un réactif indica-
teur, la phtaléine du phénol, et on passe à la
recherche de l'acide chlorhydrique.

Les réactifs les plus ordinairement employés
pour cette recherche sont le violet de méthyle
ou le réactif de Gunzburg ; on se sert encore de
la tropéoline (orangé Poirrier), du rouge du
Congo, du vert malachite, du vert brillant, etc.

Dans un tube à expérience contenant 10 centimètres cubes de suc gastrique, on verse une
goutte d'une solution concentrée de violet de
méthyle ; si le suc gastrique contient de l'acide
chlorhydrique, le liquide prend une teinte bleu-

vert ou bleu-ciel, suivant la quantité d'acide. On apprécie mieux encore ce changement de coloration si l'on verse en même temps une goutte de la solution dans un autre tube contenant du suc gastrique neutralisé.

Le réactif de Gunzburg a pour formule :

    Phloroglucine......................... 2 gr.
    Vanilline............................. 1 gr.
    Alcool absolu....... .... 30 gr.

On met quelques gouttes de ce réactif dans une capsule contenant une très petite quantité de suc gastrique, on évapore au bain-marie ou au-dessus de la flamme, en évitant la calcination, et on voit se déposer sur les parois de la capsule, si le suc gastrique contient de l'acide chlorhydrique, des cristaux d'un rouge pourpre.

Ewald et Boas, et, après eux, la plupart des auteurs, lorsqu'ils avaient dosé l'acidité totale d'un suc gastrique et constaté la présence d'acide chlorhydrique, attribuaient à cet acide l'acidité totale et en estimaient ainsi la quantité ; MM. Hayem et Winter ont montré que les réactifs colorants indiquaient seulement la présence de l'acide chlorhydrique libre, mais non la présence de l'acide chlorhydrique combiné aux matières azotées, et ont donné pour le dosage de cet acide le procédé suivant, adopté maintenant d'une façon générale.

« Procédé de M. Winter. — On prélève sur le liquide stomacal filtré *trois fois* 5 centimètres

cubes, que l'on distribue dans trois capsules *a*,
b, *c*. Dans la capsule *a*, on verse un excès de
carbonate de soude. On porte à l'étuve à 100°
ou au bain-marie les trois capsules ainsi préparées.   ▸

« Après dessiccation, on porte *a* progressivement
et avec précaution au rouge sombre naissant,
en évitant les projections et en ne dépassant pas
cette température. Pour hâter la destruction des
matières organiques et pour diminuer l'action
de la chaleur, on agite fréquemment avec une
baguette de verre. On cesse de chauffer dès que
la masse, ne présentant plus de points en igni-
tion, devient pâteuse par un commencement de
fusion du carbonate de soude.

« L'opération ne doit durer que quelques
minutes, et la calcination être juste suffisante
pour fournir une solution incolore. Après refroidissement, on ajoute de l'eau distillée et un
léger excès d'acide nitrique pur ; on fait bouillir
pour chasser l'excès d'acide carbonique ; on
ramène alors la solution à la neutralité, ou
même à une très légère alcalinité, par addition
de carbonate de chaux ou de carbonate de soude
purs. En se servant de carbonate de soude, on
est averti que cette dernière limite est atteinte
par une abondante précipitation à chaud de sels
calcaires entraînant tout le charbon.

« Après filtration sur papier Berzélius et lavage
du résidu à l'eau bouillante, on réunit toutes les
liqueurs et on dose le chlore à l'aide de la solu-

tion décinormale de nitrate d'argent, en présence du chromate neutre de K.

« L'addition, comme il est dit plus haut, d'un très léger degré d'acide nitrique favorise la pénétration et la dislocation du résidu charbonneux. L'addition finale de carbonate de soude en très léger excès exalte, sans la gêner, la sensibilité de la région indicatrice. En opérant comme il vient d'être dit et en s'entourant de toutes les précautions nécessaires en pareil cas, on obtient des résultats absolument constants avec un même liquide. La sensibilité de la méthode au chromate d'argent est d'ailleurs extrême.

« Le nombre fourni par a et exprimé en HCl représente la totalité du chlore contenu dans le liquide stomacal.

« b. Après évaporation prolongée à 100° d'une durée d'une heure, après disparition de tout liquide, on y verse un excès de carbonate de soude, on évapore à nouveau et on opère comme ci-dessus.

« Le nombre fourni par b représente tout le chlore, moins celui qui a été chassé par l'évaporation prolongée à 100°, c'est-à-dire moins l'HCl libre: $a - b =$ HCl libre. Par l'évaporation au bain-marie à 100°, on obtient d'ailleurs les mêmes résultats qu'à l'étuve à 110°. Mais, si l'on dépasse quelque peu cette dernière température, la masse dégage des fumées blanches et les résultats changent. Aussi, pour avoir des résultats

absolument constants, faut-il préférer l'évaporation prolongée à 100°.

« Dès que la portion *c* est desséchée, on la cal-
cine avec ménagement, sans aucune addition.
En écrasant le charbon, on hâte la fin de l'opération, qui, pour être suffisante, n'exige que fort
peu de temps. Ici surtout, toute surélévation de
température doit être évitée. On s'arrête dès que
le charbon est devenu bien sec et friable. On se
sert d'une capsule assez profonde, dont le fond
seul est léché par la flamme du bec et dont la
partie supérieure est garantie par une toile
métallique. Après refroidissement, on achève
comme ci-dessus. Le nombre trouvé représente
le chlore des chlorures fixes. *b — c* indique, par
conséquent, le chlore perdu pendant la calcination ménagée du résidu, c'est-à-dire le chlore
combiné aux matières organiques et à l'ammoniaque (1). »

A l'état normal, le suc gastrique contient 1 à
2 pour 1000 d'acide chlorhydrique ; mais, dans
les diverses affections de l'estomac, cette acidité
varie dans des proportions considérables, de 0 à
4 et même 5 pour 1000. Au-dessus de 2
pour 1000, on dit qu'il y a hyperchlorhydrie ;
il y a hypochlorhydrie au-dessous de 1
pour 1000, anachlorhydrie à 0 pour 1000. Si
nous employons ces expressions : d'hyperchlorhydrie, hypochlorhydrie, anachlorhydrie, et

____

(1) Hayem et Winter, *Du chimisme stomacal*, 1891.

non celles d'hyperacidité, subacidité, anacidité, qu'on leur substitue quelquefois, c'est afin d'éviter toute confusion. L'acidité gastrique, en effet, dépend non seulement de la quantité plus ou moins grande d'acide chlorhydrique libre ou combiné, mais aussi de la présence ou de l'absence des acides lactique, butyrique, propionique, etc., qui sont le résultat de fermentations anomales ; il y a le plus souvent opposition entre l'acide chlorhydrique et ces acides étrangers, ces derniers se produisant d'autant plus facilement que le premier est moins abondant. A une teneur exagérée du suc gastrique en acide chlorhydrique, il faut donner le nom d'hyperchlorhydrie ; à une teneur exagérée en acides étrangers, il convient de laisser celui d'hyperacidité organique, de dyspepsie acide, comme on la désigne en Allemagne.

Le plus souvent, on trouve dans le suc gastrique des sujets atteints d'ulcère de l'estomac, une augmentation notable de la proportion d'HCl ; c'est même dans les cas de ce genre que cette proportion s'élève le plus et arrive aux chiffres de 4 à 5 pour 1000. On a attribué à cette hyperchlorhydrie une valeur diagnostique considérable ; on lui a même attribué, comme nous l'avons vu, un rôle pathogénique important, quelquefois exclusif.

Nous avons déjà discuté cette dernière opinion et nous n'y reviendrons pas. Quant à la valeur diagnostique de l'hyperchlorhydrie, elle

est indéniable, mais n'est pas aussi grande toutefois qu'on a voulu la faire. L'hyperchlorhydrie
existe, en effet, en dehors de l'ulcère; Riegel (1)
dit l'avoir rencontrée souvent dans la chlorose
(Lenhartz (2), il est vrai, la croit rare), dans les
vomissements de la grossesse, dans le diabète.
On la trouve dans un certain nombre de dyspepsies nerveuses, dans bien des cas de gastrite
alcoolique, au début du moins; elle existe le
plus souvent dans la maladie de Reichmann.
On a même décrit une forme protopathique
d'hyperchlorhydrie qu'une étude plus appro-
fondie fera probablement rentrer dans la
dyspepsie nerveuse.

D'autre part, dans certains cas, exceptionnels
il est vrai, d'ulcère simple, la quantité d'acide
chlorhydrique contenue dans le suc gastrique
peut être inférieure à la normale, tomber à
1 pour 1000, et même à 0, comme dans le cancer.

Loin de nous la pensée de refuser à l'hyperchlorhydrie toute valeur diagnostique ; nous
pensons, au contraire, qu'elle peut être un
appoint sérieux dans nombre de cas embar-
rassants ; mais il est bon, pour ne pas s'exposer
à des surprises pénibles, de ne pas oublier
qu'elle ne saurait constituer un signe caractéristique, qu'elle n'est même pas un signe
constant de l'ulcère.

Elle existe cependant dans la très grande

(1) *Zeits. f. klin. med.*, 1888.
(2) *Deuts. med. Woch.*, 1890.

majorité des cas ; au début, c'est une hyperchlorhydrie digestive, c'est-à-dire qu'elle consiste en
une augmentation d'HCl au moment de la digestion, avec ou sans hypersécrétion de suc gastrique ; plus tard, c'est une hyperchlorhydrie
continue, digestive et interdigestive, avec hypersécrétion continue de suc gastrique ; cette
hypersécrétion continue, hyperchlorhydrique, se
rencontre surtout dans les ulcères de date
ancienne ; mais, s'il faut en croire Jaworski et
Korczinski (1), elle peut exister aussi dans les
ulcères récents, datant à peine de quelques jours.
Plus tard encore, quand l'ulcère est en voie de cicatrisation ou dure depuis fort longtemps, l'hyperchlorhydrie diminue, disparait même quelquefois
pour faire place à l'insuffisance chlorhydrique
ou à l'abolition absolue de la sécrétion chlorhydrique ; et, d'après Jaworski et Korczinski, c'est
à cette modification de la sécrétion stomacale
qu'il faut attribuer les divergences qui existent
entre les auteurs sur l'hyperchlorhydrie dans
l'ulcère.

Activité motrice. — Les recherches entreprises pour déterminer
l'activité motrice de l'estomac consistent à
chercher avec quelle rapidité cet organe vide
son contenu dans l'intestin.

Procédé de Klemperer. — Klemperer (2) introduit, par la sonde,
105 grammes d'huile, dont 5 grammes sont con-
sidérés comme perdus, adhérents aux instru-

(1) *Deut. Arch. f. klin. med.*, 1890.
(2) Soc. méd. Berlin, 1888.

ments ; deux heures après, il fait un lavage à l'eau simple et retire ainsi la quantité d'huile qui n'a pas passé dans l'intestin ; il la laisse se séparer, par le repos, de l'eau, au-dessus de laquelle elle surnage, la traite par l'éther pour la débarrasser des mucosités qui ont été entraînées par le lavage et enfin la pèse.

Normalement, il reste, après deux heures, 20 ou 30 grammes d'huile dans l'estomac. Le travail moteur de l'estomac ne serait, d'après Klemperer, gêné en rien par la neutralisation des acides, tandis qu'il serait diminué par l'hyperacidité ; aussi, dans les catarrhes chroniques et les névroses de l'estomac, trouverait-on l'activité motrice diminuée, tandis qu'elle serait normale dans le cancer.

En 1887, Ewald (1) avait proposé un autre procédé : le salol ne se dédouble en acide salicylique et acide phénique que dans l'intestin, sous l'influence du suc pancréatique ; le moment où l'acide salicylique apparaît dans l'urine indique donc le moment où le salol a passé dans l'intestin, y a été décomposé et absorbé. La présence de l'acide salicylique se reconnaît en ajoutant à l'urine, acidulée par l'acide chlorhydrique, quelques gouttes de perchlorure de fer, qui donnent un précipité violet caractéristique. On peut encore procéder de la façon suivante : avec quelques gouttes d'acide chlorhydrique versées dans

Procédé d'Ewald

(1) *Ther. Untshlt.*, 1887.

l'urine, on met l'acide salicylique en liberté, sous forme de salicylate alcalin ; on agite l'urine avec une petite quantité d'éther qui dissout le salicylate ; on décante l'éther, on évapore dans une capsule et on touche le résidu avec quelques gouttes de perchlorure de fer, qui donnent une teinte violette.

Normalement, d'après Ewald (1), l'acide salicylique apparaît dans l'urine une heure ou une heure et demie après l'ingestion d'un gramme de salol, et l'élimination est complète en vingt-quatre heures. Lorsqu'il y a hypoacidité gastrique, l'acide salicylique n'apparaît qu'après deux heures et demie, trois et même quatre heures ; s'il y a hyperacidité, il apparaît après trois quarts d'heure, après une heure en moyenne dans l'ulcère.

Silberstein, qui a repris ces expériences, a trouvé que, chez les dilatés, l'acide salicylique n'apparaissait dans l'urine qu'après un temps variable entre trente-six et soixante-douze heures, et que l'élimination durait trente-six heures.

Il admet donc, avec Huber (2), qu'il faut tenir compte de la durée de l'élimination plus que du retard d'apparition. Chez les individus qui ont simplement de l'atonie gastrique, l'élimination dure aussi trente-six heures, tandis que,

(1) *Berlin Klin, Woch.*, 1889.
(2) *Correspondenz-blatt f. Schweiz Aertzte*, 1890.

chez les autres dyspeptiques, elle se fait en vingt-
quatre heures, temps normal.

L'évacuation du contenu stomacal se ferait
donc, d'après Ewald, plus rapidement chez un
sujet atteint d'ulcère que chez un sujet sain,
moins vite cependant que ne le comporterait la
puissance digestive exagérée du suc gastrique ;
cette puissance digestive est, en effet, compen-
sée, dans les cas d'hypersécrétion continue, par
la légère dilatation stomacale concomitante.

En 1888 (1), M. Le Roy de Langevinière a fait une
thèse sur la valeur diagnostique de l'élévation
de la température locale dans les affections do
l'estomac. Chez des malades atteints d'ulcère.
simple, il a constaté à la région épigastrique
une élévation de température allant de quelques
dixièmes de degré à 1 degré et quelques dixièmes
de plus que dans le creux axillaire. La température locale s'élève encore plus au moment des gastrorrhagies. L'auteur en conclut que ses observations prouvent en faveur de la théorie pathogénique de la gastrite et du processus congestif
au moment des hémorrhagies. Chez les chlorotiques, l'élévation de la température épigastrique peut être parfois l'indice de la production
d'un ulcère rond.

Dans les cas de diagnostic douteux entre l'ulcère et le cancer, la connaissance de cette élévation locale de la température pourrait rendre ser-

Élévation de la
température.

(1) Thèse, Paris, 1888.

vice ; dans cinq cas de cancer, l'auteur a trouvé une élévation beaucoup moins marquée que dans l'ulcère.

Puissance d'absorption, puissance digestive, activité motrice de l'estomac, hyperchlorhydrie, élévation locale de température : aucun de ces signes, sur lesquels on avait fondé de grandes espérances, n'est vraiment pathognomonique de l'ulcère de l'estomac ; mais, s'ils ne permettent pas de faire le diagnostic d'une façon certaine, ils peuvent rendre de réels services dans les cas difficiles en apportant un élément de plus, et permettant de s'arrêter avec quelque vraisemblance à un diagnostic que les symptômes cliniques seuls ne pouvaient établir.

Telle est la raison pour laquelle nous avons décrit ces nouveaux signes avec quelques détails, avant de passer en revue les diverses maladies avec lesquelles l'ulcère présente de nombreux points communs.

Gastralgie.

La gastralgie s'observe surtout chez les jeunes gens, les jeunes femmes ; elle survient le plus souvent à la suite de surmenage intellectuel, d'excès vénériens, d'excès de veille, etc. ; c'est surtout une maladie des grandes villes.

Au milieu de la journée ou de la nuit, spontanément ou, plus rarement, à la suite d'un repas, apparaît une douleur vive siégeant à l'épigastre, irradiant vers le rachis, l'ombilic, les aines, etc., quelquefois violente au point de forcer le malade à se coucher, à se rouler sur son lit ; la face

pâlit, les traits se contractent, il y a quelquefois
des lipothymies, des syncopes, puis, après un
quart d'heure, une demi-heure, la douleur cesse
presque brusquement, pour reparaître quelques
instants après ou le lendemain ; les crises douloureuses peuvent se répéter plusieurs fois dans
la journée, et ainsi pendant plusieurs jours de
suite.

Mais les vomissements sont rares, l'hématémèse et le melœna manquent toujours ; la douleur, d'ailleurs, est moins fixe que dans l'ulcère,
apparaît sans cause, n'est nullement influencée
par les repas, qui ne la calment ni ne la produisent ; dans l'intervalle des accès, l'estomac fonc-
tionne normalement ; l'appétit est cependant
irrégulier, capricieux, quelquefois exagéré ou
perverti, mais la digestion se fait facilement,
sans douleur et sans vomissement.

Dans la neurasthénie, la douleur est beaucoup   Neurasthénie
moins vive ; c'est surtout une sensation de pesanteur, de plénitude stomacale, qui apparaît
quelques minutes ou une heure ou deux
après les repas ; l'estomac et le ventre sont bal-
lonnés, les malades sont obligés de défaire leur
corset ou la ceinture de leur pantalon, ont des
bouffées de chaleur et de rougeur au visage,
avec une lassitude extrême, une sensation de
brisement des membres toute particulière, une
tendance invincible au sommeil, une torpeur
intellectuelle considérable, quelques renvois
sans saveur ni odeur, ni acides, ni fétides, quel-

ques borborygmes intestinaux. Cet état persiste pendant une heure ou deux, puis le malade recouvre toute son activité ordinaire et ne se préoccupe plus de son estomac jusqu'au repas suivant.

Il y a loin de là, comme on le voit, aux douleurs aiguës de l'ulcère simple, et ces deux affections n'ont que bien peu de rapport ensemble. Et, d'ailleurs, le vomissement, la gastrorrhagie, manquent complètement, alors qu'existent tous les signes de la neurasthénie : céphalée en casque, douleur sacrée, insomnie, etc.

Hystérie.

Nous n'avons pas l'intention d'exposer tous les troubles gastriques qui peuvent se présenter au cours de la grande névrose ; on connaît depuis fort longtemps la gastralgie hystérique, comme on connaît toutes les viscéralgies, ou plus exactement splanchnalgies ; M. Charcot a décrit, d'autre part, les vomissements hystériques, dans lesquels l'estomac rejette sans effort, sans fatigue, tout ce qu'il contient ; il a décrit aussi les hématémèses chez les hystériques. Sans entrer dans la description de toutes ces manifestations de l'hystérie, nous pouvons dire que le diagnostic en est généralement facile. Les hystériques qui vomissent ne maigrissent pas, leur nutrition reste bonne, bien qu'ils semblent ne garder aucun aliment pendant un temps souvent assez long ; en dehors des crises douloureuses, en dehors des vomissements, des hématémèses, rares d'ailleurs, les fonctions stomacales sont absolument intactes. C'est là un

point de diagnostic important, que viendra
appuyer encore la constatation des stigmates bien
connus : hémi-anesthésie, retrécissement du
champ visuel, troubles moteurs, etc. L'hystérie,
toutefois, n'exclut pas les autres maladies, et, si'
l'on trouvait à la fois chez un malade les stigmates
hystériques et tous les signes d'un ulcère, il ne faudrait pas s'empresser de faire de ces derniers
une manifestation de la névrose. L'hystérie qui
simule tout cependant, aussi bien les maladies
des divers organes que celles du système nerveux,
ne pourrait-elle réaliser le type ulcère? Un malade que nous avons observé cette année à
l'hôpital Andral nous engagerait à admettre .
cette opinion. Ce malade, qui présentait de l'hémi-anesthésie sensitivo-sensorielle, avait des douleurs extrèmement violentes siégeant à l'épigastre ; il affirmait avoir eu des hématémèses, il avait
encore des vomissements alimentaires. Sa santé
générale était bonne cependant et le diagnostic
d'ulcère simple, que nous avions porté, nous
parut toujours sujet à caution.

De même qu'il détermine souvent des douleurs
uréthrales, vésicales, rectales, le tabès produit
souvent des douleurs stomacales. Ces douleurs,
mentionnées déjà par divers auteurs, ont été
surtout décrites par M. Charcot (1), qui les a dé-
signées sous le nom de « crises gastriques » et
a montré toute l'importance qu'il fallait leur

Crises
gastriques

(1) Charcot. *Leçons sur les maladies du système nerveux.*

attacher, et plus récemment par M. Fournier(1).

Le malade est pris tout à coup d'une douleur extrêmement vive, qui, partant des aines, vient se, localiser à la région épigastrique, puis irradie dans le dos, entre les épaules, tout autour de la base du thorax; elle est atrocement intense et donne une sensation de dilacération, d'arrachement, de brûlure, de morsure intérieure. Quelques instants après le début de cette souffrance intolérable surviennent les vomissements, alimentaires d'abord, puis muqueux, glaireux, quelquefois bilieux et même striés de sang; « puis il se produit quelque chose de plus pénible encore que le vomissement : c'est l'effort pour vomir non accompagné de résultats, c'est le vomissement à sec. » (Fournier).

Les malades font de continuels efforts, entrecoupés de hoquets horriblement douloureux ; il leur semble que leur estomac « va se rompre, se décrocher ».

A ces symptômes s'ajoutent bientôt la fréquence du pouls, la pâleur du visage, un malaise profond, des vertiges, des tendances à la lypothymie, à la syncope.

La crise dure ainsi pendant un ou deux jours, quelquefois pendant quatre, cinq et même six jours, puis cesse presque subitement, et tout rentre rapidement dans l'ordre.

A côté de cette variété qu'il appelle « grande crise gastrique » ou « colique gastrique », la

(1) Fournier, *Ataxie locomotrice syphilitique.*

comparant aux coliques hépatiques et néphré-
tiques, M. Fournier décrit dans le tabès des gas-
tralgies sans vomissement et des vomissements
sans gastralgie.

Les premières consistent en « crampes d'estomac », quelquefois atrocement douloureuses,
mais jamais suivies de vomissement, quel que
soit le moment de la journée auquel elles surviennent. Elles se produisent généralement par
accès, durant un ou deux jours, tantôt plus,
tantôt moins, séparées par des intervalles d'abord
assez longs, puis de plus en plus courts.

Les vomissements sans douleur surviennent
aussi brusquement, alimentaires ou muqueux,
glaireux, bilieux, suivant qu'ils se produisent
peu après le repas ou dans l'intervalle des repas.
Ce vomissement brusque au milieu d'une santé
parfaite est pris d'abord pour une indigestion,
puis « il se répète à maintes et maintes reprises
pendant une durée de plusieurs jours. Durant
toute cette période, qui constitue un véritable accès d'intolérance gastrique, tout aliment et même
parfois tout liquide est immédiatement rejeté ».

Toutes ces crises gastriques se montrent au
début du tabès, à la période des douleurs fulgurantes, avec lesquelles elles coïncident le plus
souvent, mais quelquefois aussi longtemps
avant elles, alors qu'aucun symptôme ne permet
de supposer l'existence du tabès. Elles apparaissent d'abord à des intervalles de cinq à six mois,
puis de trois mois, d'un mois, de quinze jours, et.

« quand l'ataxie s'est pleinement confirmée, que l'incoordination motrice s'est développée, les crises gastriques ne disparaissent pas toujours pour cela ; elles se produisent, au contraire, souvent, jusqu'à la terminaison fatale, à chaque accès de douleurs fulgurantes. » (Charcot).

Lorsqu'il existe, en même temps qu'elles, des douleurs fulgurantes ou des troubles oculaires, des arthropathies tabétiques, de l'incoordination motrice, le diagnostic est des plus faciles. Mais, lorsqu'elles constituent à elles seules toute la maladie, et cela quelquefois pendant cinq, six et dix ans, on comprend quel peut être l'embarras du médecin.

Il pourra éliminer cependant le diagnostic d'ulcère, qu'il est tenté de porter tout d'abord, s'il considère que ces douleurs surviennent à tous moments de la journée, et non plus spécialement à l'occasion des repas ; qu'elles ne sont nullement calmées par les vomissements ; que ces vomissements contiennent parfois des stries de sang, mais ne sont jamais franchement sanglants ; que, dans l'intervalle des crises, les fonctions stomacales sont intactes, comme la santé générale ; que ces crises, enfin, résistent à tout traitement.

Des crises gastriques semblables s'observent dans la sclérose en plaques, soit comme symptôme initial, soit accompagnées des autres troubles de la première période de cette maladie.

On en rencontre encore dans la péri-encéphalite

diffuse, le goitre exophtalmique, dans certains états infectieux.

De même que pour les crises du tabès, le diagnostic reposera sur la marche par accès, sur l'intégrité absolue des fonctions stomacales dans l'intervalle des accès, et plus tard sur l'apparition des autres symptômes de la maladie première.

En dehors des crises gastriques observées au cours des maladies du système nerveux central, des névroses et des états infectieux, il existe des « crises gastriques essentielles », que l'on ne peut rattacher à aucune affection connue.

Leyden en avait publié quelques cas en 1882 (1), sous le nom de « vomissement périodique » ; il distinguait ces crises des précédentes parce qu'elles pouvaient se développer en dehors de toute affection de la moelle, survenant soit sans cause appréciable, soit à la suite d'une indigestion ou d'un refroidissement, et que les douleurs des extrémités dont elles étaient quelquefois précédées n'avaient pas le caractère fulgurant. Ces malades cependant n'avaient pas, dans l'intervalle des crises, l'intégrité absolue de l'estomac et du système nerveux, qui constitue la caractéristique de cette affection.

L'un de nous (Debove) en a présenté un cas typique à la Société médicale des Hôpitaux (2)

_____

(1) *Zeits. f. klin. méd.*, 1882.
(2) *Soc. méd. des Hôp.* 1889.

et fait faire à l'un de ses élèves, **M. Rémond** (de Metz), un intéressant mémoire sur ce sujet (1).

A la suite d'une émotion morale vive, d'une préoccupation, d'un excès de travail intellectuel, survient brusquement une douleur épigastrique extrêmement vive, atroce, intolérable qui arrache des cris au malade et irradie vers la colonne vertébrale, les épaules et les bras. Quelques instants après s'y ajoutent des vomissements, alimentaires d'abord, puis bilieux, puis simplement séreux, et dont la totalité dépasse de beaucoup la quantité de liquide ingéré. L'intolérance gastrique est absolue, le malade ne peut prendre aucun aliment, liquide ou solide, sans le rejeter immédiatement.

Cette crise peut durer de quelques heures à quelques jours et s'accompagner, si elle est prolongée, de crampes douloureuses dans les masses musculaires des bras et surtout des jambes, analogues à celles que l'on observe dans le choléra. Elle peut se répéter ainsi pendant deux ou trois semaines, avec de courtes périodes de rémission, puis diminuer peu à peu et disparaître enfin complètement pour quinze jours, un mois, deux mois et souvent plus.

Pendant toute sa durée, l'abdomen est fortement rétracté, la constipation opiniâtre, l'urine est rare, foncée, sédimenteuse, le pouls large et fréquent ; le malade s'amaigrit, tombe rapide-

(1) *Arch. gén. de Méd.*, 1889.

ment dans un état d'inanition très prononcé et peut même mourir « brusquement sidéré à la suite d'un accès plus violent que les autres ». (Obs. de M. Rémond).

Dans l'intervalle des crises, la santé reparaît absolument parfaite, l'appétit revient, les digestions sont faciles et non douloureuses, le malade engraisse rapidement et répare les pertes qu'il vient de subir. L'examen le plus attentif ne révèle aucun symptôme qui puisse dénoter une affection du système nerveux ou de l'estomac ; le chimisme stomacal enfin est normal.

Le pronostic de cette affection est grave, parce qu'elle résiste à tout traitement et que les malades restent toujours exposés à de nouvelles crises horriblement douloureuses qui peuvent entraîner une dénutrition marquée et même la mort.

Ces crises gastriques essentielles, que l'on ne peut rattacher ni à une affection du système nerveux, ni à une affection de l'estomac, constituent une entité morbide, qu'il faut faire rentrer dans les névroses, dans les affections *sine materia* du système nerveux. L'étiologie en a été tantôt un coup violent, reçu sur l'épigastre deux mois avant son apparition, tantôt une forte émotion morale, tantôt enfin un surmenage intellectuel.

L'intégrité absolue du système nerveux permet de différencier ces crises gastriques essentielles des crises du tabès, de la sclérose en plaques, etc. L'absence d'hématémèse, de melœna, la composition normale du suc gastrique, l'absence de tout trouble digestif en dehors des paroxysmes, pendant des périodes quelquefois très longues, font exclure bientôt l'hypothèse d'ulcère rond et de gastrite, avec lesquels on pourrait facilement les confondre au premier abord.

Gastroxie

Il faut placer à côté de cette affection, et peut-être l'identifier avec elle, la maladie décrite par Rossbach, sous le nom de **gastroxynsis**, par M. Lépine (1) sous le nom de **gastroxie** ; elle procède par attaques survenant à des intervalles plus ou moins longs et composées d'une série d'accès.

Le malade, — il s'agit d'un homme le plus souvent, — à la suite d'un travail excessif, est pris, quelques instants après le repas, d'une soif ardente sans pyrosis, d'une douleur vive, brûlante à l'épigastre, qui ne tarde pas à s'accompagner de vomissements ; les vomissements surviennent tous les quarts d'heure ou toutes les demi-heures, et sont d'abord alimentaires, puis bilieux et muqueux, dans tous les cas fortement acides. Puis l'accès se calme, pour reparaître au repas suivant, et ainsi pendant plusieurs jours.

Ces attaques se produisent après avoir été ou non précédées pendant quelques jours de symptômes dyspeptiques légers, s'accompagnent le plus souvent d'une céphalalgie intense, d'une hyperesthésie généralisée et d'un état particulier d'inquiétude. Dans leur intervalle, la santé générale est parfaite, les fonctions de l'estomac

____

(1) *Soc. méd. des Hôp.*, 1885.

s'accomplissent normalement, sans le moindre phénomène dyspeptique.

Les matières vomies sont très acides et contiennent une forte proportion d'acide chlorhydrique ; ce sont, en somme, des crises passagères d'hyperchlorhydrie.

Le diagnostic se fait assez facilement par l'étiologie, par l'évolution qui se fait par attaques avec de longs intervalles de santé parfaite et d'intégrité fonctionnelle absolue de l'estomac, de même que par l'absence de melœna et d'hématémèse.

Vomissements périodiques de Leyden, crises gastriques essentielles, gastroxynsis de Rossbach, gastroxie de Lépine, toutes ces affections, qui se ressemblent par tant de points, ne sont peut-être que la forme intermittente ou aiguë de la maladie décrite par Reichmann, puis par Riegel, sous le nom d'hypersécrétion gastrique, puis par Bouveret et Devic (1), sous le nom de maladie de Reichmann.

L'hypersécrétion gastrique, ou maladie de Reichmann, se présente sous deux formes différentes : l'une, intermittente ou aiguë, est caractérisée par des crises gastralgiques extrèmement douloureuses, accompagnées de vomissements fréquents, d'intolérance gastrique, durant d'un à cinq, six et huit jours, séparées par de longs intervalles de santé parfaite ; sa description se

____

(1) Maladie de Reichmann, 1891.

superpose à celle des affections que nous venons d'énumérer ; l'autre, continue ou chronique, qui peut être primitive, mais le plus souvent succède à la forme précédente, présente une série de symptômes qui rendent des plus faciles sa confusion avec l'ulcère simple.

Les malades sont ordinairement des névropathes qui sont atteints de leur affection à la suite d'un chagrin, d'une émotion vive, etc. Les douleurs surviennent généralement deux ou trois heures après le repas, lorsque la digestion est presque terminée ; elle est cuisante, brûlante, extrêmement vive, siège surtout à l'épigastre, mais irradie vers le rachis, l'ombilic et les épaules. S'il se produit un vomissement, ou si le malade ingère quelque aliment, elle se calme, pour apparaître de nouveau une heure ou deux plus tard.

Elle apparaît aussi la nuit, d'une façon assez régulière entre minuit et deux heures, puis le matin, au réveil ; elle est suivie généralement alors du vomissement d'un liquide clair filant, dont la quantité varie entre 200 et 300 grammes, et que l'examen chimique montre être du suc gastrique, le plus souvent très riche en acide chlorhydrique. Quelquefois, la douleur, au lieu d'être calmée par un vomissement, disparaît après l'évacuation du suc gastrique dans l'intestin, suivie bientôt d'une selle diarrhéique qui remplace la constipation ordinaire. Le malade digère vite et facilement la viande et toutes les subs-

tances albuminoïdes, lentement et difficilement
les féculents et les farineux.

Si le matin à jeun on lave l'estomac de ces
individus, on en retire, sans avoir amorcé la
sonde, 200 à 300 grammes et même plus du suc
gastrique hyperchlorhydrique dont nous avons
parlé, mélangé ou non avec des résidus de pain
et d'aliments amylacés. Si on leur administre un
repas d'épreuve, le contenu stomacal, après une
heure, est plus abondant que normalement et plus
riche en acide chlorhydrique. Il s'agit donc d'une
hypersécrétion continue, ordinairement hyperchlorhydrique.

Cette affection est certainement celle que l'on
confond le plus fréquemment avec l'ulcère. Douleur survenant après les repas, vomissements,
hyperchlorhydrie, tout contribue à rendre la confusion possible et même facile. Nous savons,
d'ailleurs, que cette gastrorrhée hyperacide, ce
catarrhe acide est considéré par quelques auteurs comme précédant toujours l'ulcère, comme
en étant la cause, sinon unique, au moins indispensable. En réalité, il est difficile de le distinguer de l'ulcère, et nous irons jusqu'à dire,
qu'en l'absence de melœna ou d'hématémèse le
diagnostic est impossible dans la grande majorité
des cas ; aussi n'essaierons-nous pas de donner
des différences qui ne sauraient s'appliquer à la
clinique. En présence de douleurs vives survenant après le repas, calmées par le vomissement, d'hyperchlorhydrie avec sécrétion con-

tinue, on diagnostiquera maladie de Reichmann ou ulcère ; un seul signe peut lever les doutes, c'est la gastrorrhagie, et encore faut-il qu'elle soit abondante ou fréquente, car, dans la maladie de Reichmann, il existe assez fréquemment de petites hémorrhagies capables de teinter les vomissements. Une autre circonstance, enfin, vient encore gêner la précision du diagnostic : dans près de la moitié des observations, la maladie de Reichmann était compliquée d'ulcère simple.

Existe-t-il des relations entre l'hyperchlorhydrie simple, l'hypersécrétion gastrique intermittente, l'hypersécrétion continue? On le suppose. Les malades seraient tout d'abord des nerveux hyperchlorhydriques, puis surviendrait l'hypersécrétion gastrique aiguë, puis enfin, après plusieurs poussées, séparées par de longues périodes d'accalmie, s'installerait l'hypersécrétion continue. Pour certains auteurs, cette dernière forme de la maladie de Reichmann serait la cause de l'ulcère ; nous nous contentons de constater la coïncidence fréquente des deux affections, et nous n'accordons à la première, par rapport à la seconde, que le rôle de cause adjuvante, la cause primitive restant encore à trouver.

Dans la gastrite, dont le type est la gastrite des alcooliques, l'appétit est ordinairement nul, la langue épaisse, saburrale, pâteuse ; les douleurs sont plus vagues, siègent d'une façon moins fixe à l'épigastre, n'irradient pas vers le rachis et les épaules ; elles viennent à tous moments de

la journée, surtout le matin, à jeun, sont peu in-
fluencées par les repas et sont rarement accompagnées de vomissements ; par contre, il existe
des pituites le matin, au réveil, et jusqu'à l'absorption souvent d'un peu de vin ou de liqueur. Le
malade a des cauchemars la nuit, un tremblement
particulier, tous les signes, enfin, d'un éthylisme,
qu'il avoue le plus souvent. Il n'existe pas d'hématémèse ou elles sont au moins exceptionnelles.
Le diagnostic est donc ordinairement facile.

En présence d'un malade qui a des douleurs à
l'épigastre, des vomissements alimentaires, des
gastrorrhagies, il est quelquefois bien difficile de
savoir s'il est atteint d'ulcère ou de cancer de
l'estomac. Ces trois signes se rencontrent, en effet,
dans les deux maladies, et, si le malade a de qua-
rante-cinq à cinquante ans, s'il est pâle, anémié,
presque cachectique, le diagnostic peut rester
longtemps en suspens. C'est surtout en vue de
ces cas difficiles qu'ont été faites toutes les recherches sur l'absorption de la muqueuse stomacale, l'acidité du suc gastrique, la motricité
de l'estomac, dont nous avons parlé au commencement de ce chapitre.

Mais nous devons tout d'abord insister sur les
différences cliniques ; elles sont ordinairement
telles que le diagnostic est facile.

Les douleurs dans l'ulcère ne se montrent généralement qu'à l'occasion des repas ; elles sont
vives, lancinantes, térébrantes, extrêmement
violentes, irradiant dans le dos, à l'ombilic,

Cancer
de l'estomac

dans les épaules et sont calmées lorsque l'estomac se vide, soit par vomissement, soit normalement dans l'intestin ; elles sont provoquées encore par les mouvements et certaines positions prises par le malade. Dans le cancer, la douleur est continue, avec quelques paroxysmes qui ne se produisent ni à la suite des repas ni à l'occasion d'un mouvement ; elle est sourde, gravative, souvent augmentée par la pression en un point limité et toujours le même.

Dans l'ulcère, les vomissements surviennent après les repas avec la douleur, à laquelle elles mettent fin, rarement à jeun. Dans le cancer, ils surviennent aussi bien le matin, au réveil, qu'à tout autre moment de la journée ; tantôt, ils sont alimentaires, tantôt muqueux, peu acides, contenant surtout des acides organiques; ils ne se produisent quelquefois que tous les deux ou trois jours seulement; d'autres fois, ils sont fréquents, violents et viennent sans cause appréciable.

La gastrorrhagie de l'ulcère est brusque, abondante le plus souvent ; le malade vomit du sang rouge, quelquefois coagulé, plus ou moins digéré, à l'aspect de marc de café ; l'hématémèse terminée, le malade est pâle, anémié, mais se rétablit rapidement de cette secousse violente.

La gastrorrhagie du cancer est peu abondante ; elle se répète souvent sans cause ; le sang est altéré, a l'aspect de suie délayée, le malade s'anémie, se cachectise de plus en plus.

Dans l'ulcère, la langue est rouge, sèche, l'appétit est bon, la soif vive. Dans le cancer, les troubles dyspeptiques sont prononcés au plus haut degré : la langue est sale, la bouche pâteuse, l'appétit nul ou très diminué, la constipation ordinaire.

Si l'on ajoute à cela les considérations tirées de l'âge et du sexe ; si l'on ajoute la présence, dans le cancer, d'une tumeur stomacale, l'apparition de la cachexie avec la teinte jaune-paille, la *phlegmatia alba dolens*, etc., on arrive à se demander pourquoi ce diagnostic passe pour présenter tant de difficultés.

Mais il faut savoir que la douleur peut être très vive dans le cancer, faible dans l'ulcère ; l'hématémèse abondante, faite de sang liquide et rouge dans le cancer, marc de café dans l'ulcère ; que les vomissements peuvent manquer dans ce dernier et se produire après chaque repas dans le premier. Les individus de cinquante à soixante ans peuvent, et assez souvent, avoir un ulcère ; ceux de trente à quarante ans, un cancer. La tumeur stomacale enfin peut manquer dans le cancer, exister dans l'ulcère.

Les faits ne sont pas très rares dans lesquels la tumeur cancéreuse échappe aux investigations du médecin pendant un temps fort long, voire même pendant toute la durée de la maladie. Il est beaucoup moins fréquent de rencontrer des ulcères avec tumeur ; il en existe dans la science une vingtaine de cas environ, observés chez des femmes pour la plupart (4 sur 5) et à un âge où le cancer se montre volontiers. Sur les **16** cas réunis par Reinhard **(1)**, la tumeur était due : **6** fois à une sténose cicatricielle hypertrophique du pylore, **6** fois aux adhérences qui unissaient l'estomac et les organes voisins ainsi qu'à l'empiètement de l'ulcère sur ces organes, une fois à un abcès enkysté au-devant de l'estomac, **3** fois à des corps étrangers.

La présence en quantité normale ou **exagérée** de l'acide chlorhydrique est un signe qui plaide en faveur de l'ulcère. On a, pendant un certain temps, attaché à cette constatation une valeur diagnostique considérable, une valeur pathognomonique même. Mais l'absolu n'existe pas ; les observations n'ont pas longtemps tardé à paraître dans lesquelles on signalait, soit des ulcères avec hypochlorhydrie, soit des cancers avec chlorhydrie normale, ou même **exagérée** — et nous rappelons, à ce propos, les cancers greffés sur des ulcères. — Il n'en est pas moins vrai qu'en cas d'hésitation, l'hypochlorhydrie devra faire pencher la balance vers le cancer, tandis qu'une chlorhydrie normale, et surtout une chlorhydrie exagérée, devra plaider en faveur d'un ulcère.

En thèse générale, d'ailleurs, on peut dire avec Gerhardt **(2)**, que toute affection stomacale qui a duré plus de trois ans doit être, si elle ne s'ac-

---

(1) Reinhard. *Inaug. Dissert.*, Berlin. 1888.
(2) *Deutsch. Wochensch.*, 1888.

compagne pas d'une tumeur appréciable, considérée comme un vieil ulcère, quand bien même
elle aurait causé une dénutrition considérable ;
que, dans une maladie d'estomac qui a duré plus
de trois ans, même avec des interruptions, une
petite tumeur dure doit faire penser à un ulcère
plutôt qu'à un cancer. Malheureusement, il
arrive que cette seconde lésion se greffe sur la
première et qu'après avoir eu tous les signes
d'un ulcère, dont il a guéri quelquefois, le malade meurt d'un cancer qu'on a considéré, pendant un temps plus ou moins long, comme une
rechute ou récidive de son ulcère. Il est facile de
comprendre combien le diagnostic est difficile
dans les cas de ce genre, heureusement fort
rares. La durée de la maladie, l'analyse du suc
gastrique, ne peuvent être d'aucun secours ; seule
l'extension de la tumeur, la teinte jaune
cachectique, la *phlegmatia alba dolens*, permettront de faire le diagnostic.

Un moyen très simple de sortir d'embarras a
été proposé par Rommelaere (1) : « L'observation nous a permis, dit cet auteur, de constater
que, dans les tumeurs de mauvaise nature, quel
que soit leur siège, quel que soit leur aspect
morphologique, le chiffre de l'urée urinaire descend graduellement et finit par rester inférieur
à 12 grammes dans les vingt-quatre heures. »
Cette loi, applicable aux cancers de tous les or-

____

(1) *Journ. de Bruxelles*, 1883.

ganes en général, n'est pas rigoureusement
exacte ; il est évident que la quantité des ingesta
doit faire varier la quantité d'urée excrétée ; l'on
a cité des observations de cancéreux qui ren-
daient chaque jour une quantité normale d'urée
parce qu'ils continuaient à bien s'alimenter, et,
d'autre part, on a rencontré l'hypoazoturie dans
la tuberculose, les néphrites, etc., tous états qui
s'accompagnent souvent d'une alimentation insuffisante. Sans prendre parti dans la discussion
sur l'hypoazoturie dans le cancer en général,
nous sommes convaincus qu'en cas d'hésitation
entre un cancer ou un ulcère de l'estomac la
recherche de ce signe peut être fort utile ;
M. Rauzier (1) notamment a publié une observation fort probante dans laquelle ce signe seul
permit de porter le diagnostic d'ulcère, confirmé,
peu après, par l'autopsie ; le malade, qui mourut
de cachexie, rendait encore « l'avant-veille de sa
mort, 1,600 grammes d'urines claires et ambrées
renfermant 27 gr. 2 d'urée. »

M. Troisier a insisté, dans ces dernières années (2), sur un signe indiqué déjà par Virchow :
la production d'adénopathies à distance dans le
cancer et leur absence dans l'ulcère ; ces adénopathies, qui apparaissent ordinairement vers la
fin de la maladie, mais quelquefois six mois ou
un an plus tôt, s'observent dans près de la moitié

(1) *Gaz. hebdom.*, 1889.
(2) *Soc. médic. des Hôp.*, 1886. — *Arch. gén. de Méd.*,
1889.

des cas ; elles siègent surtout dans le creux sus-
claviculaire gauche, mais peuvent exister aussi
dans le creux sus-claviculaire droit, les aines et
les aisselles ; les ganglions sont petits, indolents
et d'une dureté remarquable.

On a noté, enfin, dans le cancer une diminution
considérable des globules du sang, comme on
n'en observe dans aucune autre maladie, et une
diminution très marquée de l'hémoglobine
(Hœberlin) (1). Normal dans l'ulcère, le nombre
de globules rouges tombe à 1 ou 2 millions dans
le cancer (Müller) (2), les globules blancs aug-
mentent (Hayem) (3), l'albuminurie est fréquente.

Nous n'avons guère à faire le diagnostic des
hématémèses ; la plupart des maladies dans
lesquelles on rencontre les hématémèses sont
tellement différentes de l'ulcère qu'il vient à
peine à l'esprit de faire ce diagnostic.

Nous ne citerons guère que la leucocythénie *Leucémie.*
et la pseudo-leucémie, l'anémie pernicieuse,
parce que nous avons trouvé des observations
dans lesquelles l'ulcère de l'estomac avait
simulé ces maladies, grâce à une hypertrophie
considérable de la rate, qui dépendait elle-même
d'infarctus dus à une thrombose de l'artère
splénique.

Mais il nous faut faire une mention spéciale *Cirrhose*
des hématémèses qu'on observe si souvent au *atrophique.*

(1) *Münch. med. Woch.*, 1888.
(2) *Soc. méd. Berlin*, 1888.
(3) *Soc. de iologie*, 1887.

début de la cirrhose atrophique, dont elles sont même quelquefois les premiers symptômes. Le malade présente quelques troubles dyspeptiques, il a une hématémèse, n'a pas les signes communs de la cirrhose (ascite, circulation complémentaire); on porte le diagnostic d'ulcère simple ou même de cancer de l'estomac. Plusieurs symptômes cependant permettent de faire le diagnostic : l'appétit est diminué, nul parfois ; les douleurs peu prononcées ne surviennent pas après les repas et n'ont pas l'intensité toute particulière des douleurs de l'ulcère ; il n'y a pas de vomissements. Enfin, les autres signes de la cirrhose viennent bientôt lever tous les doutes.

Il n'est pas sans intérêt de chercher à préciser cliniquement le siège de l'ulcère simple, non point que la thérapeutique immédiate doive en tirer des indications précieuses, mais parce que le pronostic en dépend, dans une certaine mesure tout au moins.

Il est sage, croyons-nous, de ne jamais rien affirmer à ce sujet, et tel qui diagnostique un ulcère du cardia ou de la région voisine, parce que la douleur et le vomissement suivent de près l'ingestion des aliments, est exposé à trouver, à l'autopsie, un ulcère d'une des faces ou même du pylore. Aussi considérons-nous comme capables de ne nous donner que des présomptions les signes que nous allons maintenant énumérer.

Lorsque l'ulcère se trouve dans la région car-

diaque, et mieux encore au cardia, la douleur
apparaît aussitôt après l'ingestion des premiers
aliments, les vomissements suivent de près, il
semble y avoir une véritable intolérance gastrique ; la douleur a son maximum dans l'hypocondre gauche et irradie dans l'épaule du même
côté ; elle est exagérée par le décubitus latéral
gauche, calmée, au contraire, par le décubitus
latéral droit.

Si la douleur n'apparaît qu'une heure ou deux
après le repas, si elle a son maximum dans
l'hypocondre droit et irradie du même côté, si
enfin elle est calmée par le décubitus latéral
gauche, exagérée par le décubitus sur le côté
droit, il est permis de supposer que l'ulcère est
situé près du pylore.

Douleur survenant un quart d'heure ou une
demi-heure après les repas, siégeant à l'épigastre
et au « point rachidien » correspondant, calmée
surtout par la position demi-couchée ou assise,
tels sont les signes qui plaident en faveur du
siège à la petite courbure ou dans son voisinage.

Lorsque l'ulcère est situé près de la grande
courbure, la douleur n'apparaît aussi qu'un
quart d'heure ou une demi-heure après les repas ;
mais elle a son maximum plus près de l'ombilic
et irradie de préférence vers l'abdomen : le
malade, pour la calmer, se couchera sur le dos
ou sur le ventre, suivant que l'ulcère se trouvera
sur la face antérieure ou la face postérieure.

On conçoit facilement que la douleur étant, dans l'ulcère, un phénomène en grande partie subjectif ne peut s'expliquer exclusivement par des théories purement mécaniques : un malade dont l'estomac est intolérant souffrira et vomira aussitôt après le repas, bien que son ulcère siège au pylore, tandis qu'un autre aura un ulcère latent de la région cardiaque.

Il ne faudrait pas toutefois refuser toute valeur à ces signes ; ils peuvent, comme nous l'avons déjà dit, nous permettre de supposer avec vraisemblance quel est le siège de la lésion.

TRAITEMENT

« Nous connaissons maintenant à fond la lésion que nous avons à combattre, dit Cruveilhier ; ce n'est point un ulcère cancéreux, c'est un ulcère simple, c'est-à-dire une phlegmasie ulcéreuse, une lésion locale entretenue par une irritation locale, exempte de toute complication, tendant essentiellement à la guérison.

« Or, jamais les méthodes rationnelles de traitement n'ont été d'une application plus précise, d'une efficacité plus merveilleuse que dans le cas actuel.

« Que ferions-nous si nous avions à traiter à l'extérieur un pareil ulcère, un ulcère simple tendant essentiellement à la guérison et qui ne serait entretenu que par une irritation purement locale ?

« Ce que nous ferions ? Rien autre chose que de condamner au repos l'organe malade et de le soustraire à l'action de toutes les causes locales d'irritation.

« Combien est différente la conduite que l'on tient quelquefois à l'égard de l'estomac ! Le malade se plaint de digestions laborieuses ; on lui prescrit des amers et quelquefois des ferrugineux ; dans certains cas, un vomitif ; plus souvent, un ou plusieurs purgatifs. Le malade répugne aux viandes comme à toute espèce d'aliments substantiels ou excitants ; n'importe, on insiste pour qu'il se nourrisse de viandes noires, de vins généreux ; plus il mange, plus il s'affaiblit, plus il dépérit, et ce n'est quelquefois qu'après une multitude d'essais plus infructueux les uns que les autres qu'on arrive à comprendre qu'il faut sortir de cette fausse voie.

« Que faut-il donc faire en pareil cas ? Rien autre chose que de laisser reposer l'organe malade.

« Laisser reposer l'organe malade ! Cette loi, si fidèlement observée dans le traitement des maladies des autres organes de l'économie, semble complètement oubliée quand il s'agit de l'estomac ; et cependant là est tout le secret du traitement. On n'est vraiment sans pitié que pour son estomac ; il a beau se révolter, il faut qu'il travaille toujours.

« Mais si le repos de l'estomac peut et doit être absolu quant aux médicaments proprement dits, il ne saurait l'être quant à l'alimentation. Le repos de l'estomac, c'est la diète, c'est le régime, c'est un choix et une quantité d'aliments qui soient en rapport avec les instincts de l'estomac et qui passent pour ainsi dire inaperçus.

« Le régime lacté, voilà le grand moyen de guérison de l'ulcère simple de l'estomac, le seul aliment dont cet organe puisse, en général, supporter la présence sans se révolter, le seul topique qui lui convienne ; et quelquefois le lait, lorsqu'il est bien toléré, réussit comme par enchantement. »

On s'est demandé si le repos de l'estomac ne pourrait pas être absolu non seulement « quant aux médicaments proprement dits », comme le veut Cruveilhier, mais aussi « quant à l'alimentation ».

Le désir de supprimer la digestion stomacale n'est peut-être pas si étrange qu'on serait porté à le croire tout d'abord. Nous savons que Czerny a pu enlever l'estomac à des chiens, aboucher directement l'œsophage au duodénum, ou pratiquer une fistule duodénale et nourrir exclusivement par l'intestin ces animaux, qui non seulement ont vécu en parfaite santé pendant plusieurs années, mais ont même engraissé. Nous savons, d'autre part, que certains malades dont les fonctions chimiques stomacales semblent être nulles, qui ont la variété de chimisme stomacal désignée par MM. Hayem et Winter sous le nom d'apepsie, se portent très bien, ont une santé parfois florissante. Il est donc permis de se demander si le rôle de l'estomac dans la digestion n'est pas plutôt mécanique que chimique, si la digestion n'est pas pour la plus grande partie, sinon exclusivement, un phénomène d'ordre intestinal, s'il ne serait pas possible enfin de supprimer le fonctionnement de l'estomac d'un individu sans altérer sa santé.

Il nous paraît difficile cependant, et nous ne sachions pas que la chose ait jamais été faite, de proposer de nourrir les malades atteints d'ulcère simple par une fistule duodénale; les dangers ne seraient pas minimes et le remède serait probablement pire que le mal. Mais on a proposé de les nourrir exclusivement par la voie rectale.

Lavements nutritifs.

Williams (1), qui préconisa ce traitement de l'ulcère simple par des lavements nutritifs, prétendit que ses malades s'en trouvèrent fort bien et qu'après un temps très court, la douleur, les hémorrhagies, les vomissements ayant cessé, ils purent reprendre par la voie buccale du lait d'abord, des aliments liquides ensuite, puis enfin le régime ordinaire.

Cette thérapeutique ne fut jamais complètement abandonnée, bien que non plus jamais très employée. Récemment, Donkin (2) la préconisa dans les cas d'ulcère rebelle; il maintient ses malades au lit, dans le repos absolu, et supprime toute alimentation par la bouche. De deux heures en deux heures, ou quelquefois de six en six heures, il fait administrer un lavement évacuateur, suivi d'un lavement nutritif, composé

(1) *Lancet*, 1874.
(2) *Ibid.*, 1890.

de 75 grammes de lait ou de thé de bœuf, d'un
jaune d'œuf, de 15 à 30 grammes de brandy et de
quelques gouttes de laudanum. Après un temps
variable entre dix et dix-neuf jours, il fait
reprendre l'alimentation par la voie buccale,
tout en continuant les lavements, puis enfin
l'alimentation buccale seule. La guérison, dit-il,
survient du quinzième au trentième jour.

Tacke (1) est tellement convaincu de l'utilité, de
la nécessité de ce traitement, que, pour obtenir
plus sûrement la suppression de l'alimentation
par la bouche il donne à ses malades trois
fois par jour 50 centigrammes de calomel
jusqu'à production d'une forte stomatite mercu-
rielle qui les mette dans l'impossibilité de mas-
tiquer et de déglutir.

Nous ne donnons cette dernière opinion que
pour mettre les médecins en garde contre une
semblable pratique et pour montrer jusqu'où
peut conduire la systématisation en médecine et
la croyance religieuse aux théories. Mais nous
devons nous demander maintenant quelle peut
être la valeur thérapeutique des lavements
nutritifs.

La digestion et l'absorption se font presque
exclusivement dans l'intestin, mais dans le petit
intestin et non dans le gros. Celui-ci est incapable de modifier, de rendre absorbable un aliment quelconque, il ne peut absorber que des

(1) *Deutsch Med. Woch.*, 1889.

substances minérales solubles ou des substances
dialysables ; cette dernière propriété, toutefois,
doit être extrêmement faible. Carville et Boche-
fontaine, en effet, ont démontré que des chiens
nourris avec des lavements de bouillon mou-
raient aussi vite que des chiens nourris avec de
l'eau claire. Donkin, partisan des lavements
nutritifs, déclare que, quelle qu'ait été la composition des lavements, qu'ils aient contenu du
lait, des œufs, du bouillon, des peptones, etc.,
l'amaigrissement des malades a été le plus souvent rapide et considérable. L'un de nous enfin
(Debove) a montré qu'il n'avait jamais obtenu
de résultats satisfaisants dans des expériences
entreprises, soit avec des peptones du commerce,
soit avec des peptones préparées dans son labo-
ratoire. Les lavements dits nutritifs ne nous
paraissent donc pas mériter ce nom. Et si Williams, Donkin, Tacke, ont soutenu des malades
pendant trois semaines ou un mois par des lavements nutritifs, Barton (1) une femme pendant
six semaines « presque exclusivement » par des
lavements nutritifs, c'est que les malades sont
plus en état qu'on ne le croit généralement de
supporter un long jeûne. On a attribué, non
seulement dans l'ulcère de l'estomac, mais dans
bien des circonstances, aux lavements de pep-
tone un résultat que l'on devrait rapporter à la
résistance, souvent fort grande, de l'organisme,

______

(1) Barton, *Brit. med. Journ.*, 1890.

surtout de l'organisme malade et qui dépense
peu, à l'inanition. Sans parler des nombreux
jeûneurs dont il a été question dans ces dernières années, c'est un principe de physiologie
et de pathologie générales bien connu aujour-
d'hui que tout individu qui reste dans l'inaction,
et partant use peu, se nourrit fort longtemps
aux dépens de son organisme et peut supporter
un jeûne très prolongé.

Le régime lacté, tel est donc le traitement par *Régime lacté.*
excellence de l'ulcère de l'estomac, on pourrait
dire des maladies de l'estomac ; aussi, dès que le
diagnostic parait simplement vraisemblable, le
régime lacté doit être administré exclusivement,
sans l'adjonction d'aucun autre aliment. Il est
préférable que le lait soit donné cru ; si le malade cependant le préférait chaud ou bouilli, on
peut sans inconvénient lui faire cette concession,
dont l'importance nous parait minime. On
laisse quelquefois prendre aux malades la
quantité de lait qui leur plaît et de la façon
qui leur convient le mieux ; cette pratique n'est
pas sans inconvénients. L'ingestion en une seule
fois d'une grande quantité de liquide, ou l'inges- *Ses*
tion répétée de petites doses insuffisamment *inconvénients*
espacées ne tarde pas à mettre en jeu la distension stomacale, à la mettre en jeu d'une façon
exagérée ou trop prolongée, à dépasser par
conséquent la limite d'élasticité de l'organe et
à produire sa distension d'abord, sa dilatation
ensuite avec stase, et tous les inconvénients de la

stase (dont les moindres ne sont pas les décompositions organiques), l'irritation permanente de la lésion par le contact des aliments, l'excitation prolongée de la muqueuse qui réagit par une sécrétion continue de suc gastrique, l'obstacle enfin à la vacuité de l'organe et à son repos aussi complet que possible. Il y a dans tous ces éléments autant de causes qui empêchent la cicatrisation de l'ulcère, en entretiennent l'évolution et en facilitent l'extension. Et non seulement la santé du malade n'est pas améliorée, puisqu'on entretient son ulcère, mais elle est aggravée, parce qu'on produit la dilatation de l'estomac.

En voici un exemple publié par l'un de nous (Debove), il y a quelques années (1) :

Observation. — « Il s'agit d'un nommé P., âgé de quarante-deux ans et malade depuis quatre ans. Il était alcoolique et l'avoue franchement, il ingérait tous les jours 3 litres de vin, bière ou cidre, trois petits verres d'alcool, et cela sans compter les jours de fête, qui devenaient pour lui l'occasion d'excès plus marqués encore. Sous l'influence d'un pareil régime, sa santé s'altéra et il ne tarda pas à présenter des accidents caractéristiques, insomnies, agitation la nuit, cauchemars et, de plus, des signes de gastrite alcoolique, diminution de l'appétit, digestions pénibles, vomissements le matin de matières

(1) Debove, *Soc. méd. des Hôp.*, 1886.

pituiteuses. Le diagnostic de gastrite alcoolique paraît suffisamment établi par ces signes. Mais bientôt les accidents de l'estomac augmentèrent, les douleurs s'accrurent, elles devinrent continues avec des exacerbations telles qu'au moment des crises le malade criait en se roulant dans son lit ; les aliments, à cette époque de la maladie, étaient tous rejetés, à l'exception du lait, et il survient deux ou trois vomissements de sang pur.

« Il paraît rationnel d'admettre que le malade avait un ulcère de l'estomac ; l'intensité des douleurs qui siégeaient au creux épigastrique et irradiaient dans la région interscapulaire, les vomissements des aliments autres que le lait, et surtout les hématémèses, me semblent établir suffisamment ce diagnostic.

« Le malade se mit alors franchement au régime lacté et absorba 4 litres de lait par jour ; mais, ne pouvant continuer son travail, il entra dans un hôpital de province ; on continua le régime lacté, mais on augmenta la quantité de lait et on la porta au chiffre de 8 litres.

« Sous l'influence de ce régime et du repos, une amélioration notable se produisit, comme elle se produit habituellement lorsqu'on traite ainsi l'ulcère simple ; les hématémèses devinrent rares et disparurent ; il en fut de même des crises douloureuses et le malade était en droit d'espérer sa guérison ; mais peu à peu d'autres accidents survinrent : les douleurs d'estomac moins aiguës reparurent et furent continues ; l'amaigrissement fut porté à un point tel que, malgré sa ration de 8 litres de lait, P. perdit 30 livres ; et cela dura deux ans, pendant lesquels on finit par adjoindre les injections de morphine.

« Ce qui s'est passé alors nous semble facile à comprendre : par le régime lacté, on guérit l'ulcère, mais en même temps progressivement on amena une dilatation de l'estomac, qui n'était pas moins à craindre que la première maladie.

« Après avoir subi deux ans ce traitement, le malade vint à Paris et entra dans notre service ; il était dans un état de cachexie extrême, pâle, amaigri et si faible qu'il ne pouvait se tenir debout.

« Le diagnostic de dilatation de l'estomac s'imposait, car cet organe s'étendait de la pointe de l'épigastre à cinq travers de doigt au-dessus du pubis. On pratiqua immédiatement un lavage qui amena (quoique P. fût à jeun) le rejet de 3 litres d'un liquide sale, coloré par la bile. Le soulagement fut immédiat et le malade accusa à l'instant même une sensation de bien-être.

« A dater de ce jour, P... subit tous les matins un lavage de l'estomac, qui fut utile non seulement au point de vue thérapeutique, mais parce qu'il nous permettait de suivre pour ainsi dire jour par jour l'amélioration produite sous l'influence du régime qui consista en 1 litre de lait et 75 grammes de poudre de viande. Il n'y avait plus de signes d'ulcère, il n'y avait donc qu'à instituer un régime alimentaire tel que la somme des aliments solides et liquides donnée en vingt-quatre heures ne fût pas trop considérable ; il ne nous parut pas nécessaire d'arriver au régime sec, préconisé par le professeur Bouchard.

« Sous l'influence de ce traitement, commencé le 7 mai dernier, l'amélioration s'accentua ; légère d'abord, elle fit ensuite de rapides progrès ; à la fin d'août, le malade reprenait le régime ordinaire, sa dilatation avait disparu, son clapotement ne se percevait plus dans l'abdomen, le lavage ne donnait plus qu'un liquide clair, les forces étaient revenues et l'augmentation de poids était de 34 livres. Depuis les premiers jours de septembre, le malade a repris le régime ordinaire, qu'il supporte bien ; il a été à l'asile de Vincennes et peut être considéré comme guéri. Nous pouvons résumer son histoire en quelques mots : gastrite et ulcère simple, produits par l'alcoolisme, le lait prescrit en trop grande quantité guérit l'ulcère, mais amène une dilatation de l'estomac, cette dilatation disparaît sous l'influence d'un régime qui, tout en étant d'une digestion facile, ne nécessite pas l'ingestion d'un volume alimentaire trop considérable. »

La dose de lait ne dépassera pas 2 litres ou 2 litres 1/2. Beaucoup se plaignent de l'insuffisance de cette quantité, ils prétendent avoir toujours faim et être insuffisamment nourris. Il est bon de bien savoir, pour entraîner leur conviction, que 2 ou 2 litres 1/2 suffisent parfaitement à nourrir pendant de longs mois un malade qui ne travaille pas, à le nourrir suffisamment pour qu'il ne maigrisse pas et même qu'il engraisse. Qui n'a vu ce résultat chez les albuminuriques dont le régime est prolongé pendant quelquefois plus de six mois ?

Puisque cette dose est suffisante pour entretenir une bonne nutrition, il est inutile de l'augmenter, il est nécessaire de ne pas le faire.

Un des principaux reproches qu'on puisse faire au lait, c'est qu'il en faut un volume trop considérable pour représenter la quantité de principes nutritifs indispensable à notre alimentation. Aussi croyons-nous qu'il est bon de ne pas rendre ce volume plus grand encore et nous n'approuvons pas la pratique, conseillée par beaucoup de médecins, qui consiste à couper le lait avec de l'eau de chaux ou de l'eau de Vichy. Pour la même raison, nous avons soin, lorsque nous prescrivons le lait glacé pour combattre les hémorrhagies ou les vomissements, de le faire refroidir, non en y ajoutant des morceaux de glace, dont la fonte ajoute une assez grande quantité d'eau, mais en le plongeant dans un mélange réfrigérant. Dans les grandes villes, où l'on a toutes les facilités pour se procurer de la glace, la chose est des plus simples ; à la campagne, on aura en hiver recours au mélange de neige et de sel marin, en été au mélange à parties égales d'azotate d'ammoniaque et d'eau.

On donnera donc du lait, exclusivement du lait, et à la dose seulement de 2 à 2 litres 1/2. Mais il faut, de plus, le donner à doses très fractionnées, régulièrement espacées : une tasse, par exemple, toutes les deux heures pendant les seize heures de veille de la journée.

Les merveilleux effets du lait dans le traitement de l'ulcère dépendent de plusieurs causes : tout d'abord, de ce qu'il ne contient aucune substance susceptible d'irriter la surface de l'ulcère ou de la muqueuse; de son court séjour dans l'estomac ensuite et de son extrême digestibilité, qui excitent le minimum de sécrétion du suc gastrique; de sa réaction alcaline, enfin, qui neutralise une partie de l'acide chlorhydrique du suc gastrique, dont l'action ne peut plus s'exercer ensuite sur les parties malades.

On sait, en effet, depuis fort longtemps, que le suc gastrique n'agit qu'à la condition d'être acide, que la pepsine, autrement dit, ne peut transformer les albuminoïdes en peptones qu'en présence d'un acide ; des expériences *in vitro* ont parfaitement démontré que, si on neutralisait l'acidité du suc gastrique par des alcalins, il ne se produisait plus de digestion. Ce qui se passe dans les tubes à expérience doit aussi vraisemblablement se produire dans l'estomac. Il était ainsi permis de supposer que les bons effets de l'eau de chaux ou de l'eau de Vichy, dans l'ulcère de l'estomac, étaient dus à l'action neutralisante de ces alcalins. Malheureusement, les physiologistes s'y opposaient. « Nous devons, dit Paul Bert (1), indiquer d'une manière spéciale l'action excitante des alcalins sur la sécrétion gastrique. Blandlot et Claude Bernard, qui l'ont constatée, ont fait remarquer à ce sujet, dans quelle erreur tombent les médecins qui donnent de l'eau alcaline pour saturer les acides de l'estomac. Sans doute, il y a en partie saturation, mais la présence des alcalis, pour peu qu'ils soient en excès, a pour conséquence une nouvelle sécrétion acide. » Cependant, M. Ch. Richet, en 1878, reconnaissait « que si les liquides stomacaux, en partie neutralisés par les eaux alcalines, tendent à reprendre leur acidité normale, l'acidité consécutive est notablement plus faible que l'acidité antérieure (2) ».

Mais peu nous importe que l'usage des alcalins active ou diminue la sécrétion du suc gastrique, nous devons neutraliser tout ce suc gastrique, qu'elles qu'en soient la quantité et la composition, le neutraliser au point de vue chimique et physiologique, l'empêcher ainsi d'agir sur les albuminoïdes.

« Si l'on entretenait (3) la réaction alcaline de l'estomac pendant que les aliments séjournent

(1) *Dict. Jaccoud*, t. XI, p. 489.
(2) *Suc gastrique* (1878).
(3) Delbove, *Soc. méd.*, 1884, p. 178.

dans cet organe, ils ne seraient pas digérés, le suc gastrique n'aurait aucune action sur eux, mais n'exercerait pas non plus son action sur l'ulcère, s'il existe un ulcère. Les aliments passeraient indigérés dans l'intestin, avec leur réaction alcaline, c'est-à-dire dans les conditions les plus favorables à la digestion intestinale ; cette digestion seule fournirait les matériaux de la réparation des tissus.

« Nous avons institué quelques expériences pouvant nous permettre de voir si notre raisonnement n'est pas purement théorique. Nous avons, à diverses reprises, introduit dans l'estomac un mélange formé, par exemple, de 20 grammes de poudre de viande (représentant plus de 80 grammes de viande), additionnés de 10 grammes de bicarbonate de soude. Au bout d'une heure, par le lavage de l'estomac, on ne trouvait plus de viande et le liquide était neutre. Si l'on pratiquait le lavage au bout d'un quart d'heure, d'une demi-heure, de trois quarts d'heure, le liquide extrait par le lavage contenait des proportions variables de poudre de viande, mais on n'y trouvait pas traces de peptones et la réaction était toujours neutre. Le bicarbonate de soude ingéré à haute dose suffisait donc à entretenir la neutralité du milieu gastrique, l'absence de peptones montrait la non-digestion de la viande ; il est probable (quoique nous n'ayons pu, bien entendu, le constater directement) qu'elle passait indigérée dans l'intestin. »

Il suffit donc, pour atteindre le but qu'on se propose, de donner des alcalins à haute dose et à doses fractionnées, de façon à saturer la totalité du suc gastrique et à le saturer au fur et à mesure de sa sécrétion.

Mais le choix des alcalins n'est pas indifférent.

« La chaux (1) a été employée sous forme d'eau de chaux dans le traitement de l'ulcère. Mais l'eau de chaux ne contient que 1 gr.285 de chaux par litre, et il faut craindre ici le volume exagéré des boissons pouvant amener la dilatation de l'estomac. La chaux peut avoir, si l'on dépasse certaines bornes, une action irritante sur l'estomac.

« Le saccharure de chaux est moins désagréable au goût que la chaux et plus soluble ; il a une action irritante assez énergique. Nous l'avons employé en le faisant dissoudre directement dans le lait.

« Le carbonate de chaux précipité n'a pas d'action irritante pour l'estomac, mais a l'inconvénient, en saturant les acides, de donner lieu à un dégagement d'acide carbonique. »

Il arrive quelquefois, d'ailleurs, que la craie préparée, donnée en grande quantité, s'agglomère dans l'intestin en une masse dure, pierreuse, qui traverse ainsi toutes les voies digestives, peut s'arrêter dans le gros intestin et causer des acci-

____

(1) Debove, *Soc. méd.*, 1884, p. 179.

dents sérieux. Mais, à dose même peu élevée, elle amène toujours un fort degré de constipation.

« Le savon médicinal est légèrement irritant si on le donne à dose un peu forte. Il faut, en tout cas, n'employer que du savon médicinal qu'on a purifié en le dissolvant dans l'alcool absolu. Le savon ou stéarate de soude se décompose au contact des acides. Les produits de cette décomposition n'ont aucun inconvénient pour l'estomac.

« La magnésie sature bien les acides de l'estomac, mais elle ne peut être employée à dose suffisante à cause de son action purgative. »

. Le bicarbonate de soude se laisse facilement décomposer par les acides, même peu énergiques, qu'il peut ainsi neutraliser et saturer rapidement, et les petits inconvénients qu'il présente sont largement compensés par de grands avantages.

Les malades, quand ils en prennent 20 à 30 grammes par jour, se plaignent d'une soif vive qui les oblige à boire quelquefois 2 ou 3 litres de liquide. Tous cependant n'éprouvent pas cette sensation pénible généralement, et il suffit, pour calmer leur soif, de leur ordonner dans la journée un litre de lait de plus qu'à l'ordinaire.

Ils se plaignent aussi d'avoir des urines troubles, ce qui ne laisse pas de les inquiéter beaucoup plus qu'il ne conviendrait ; ils commettent d'ail-

leurs sur ce point une erreur d'interprétation.
Les malades que nous avons soumis à de hautes
doses de bicarbonate de soude urinaient, suivant la quantité de liquide ingérée, 2,500 à
5,000 grammes d'une urine claire, limpide, très
légèrement alcaline, ne se décomposant pas dans
les vingt-quatre heures si l'on prenait soin de
tenir les bocaux dans le plus grand état de pro-
preté (lavage chaque matin à l'eau bouillie, à la
liqueur de Van Swieten, naphtol au fond du
bocal); mais, si cette précaution n'est pas observée, et c'est le cas pour les vases des malades de
la ville, l'urine, à cause de son léger degré d'alcalinité, fermente plus facilement qu'une urine normale ; c'est cette rapide décomposition que
constatent les malades et dont ils se plaignent
en disant que « leur urine dépose ».

Le bicarbonate de soude se décompose dans
l'estomac et donne lieu à la formation de lactate
de soude, chlorure de sodium et autres sels purgatifs; cette action purgative indéniable est toutefois extrêmement variable. Nous avons donné
pendant près de deux mois 50 à 60 grammes de
bicarbonate de soude à un malade qui n'eut jamais
une seule selle diarrhéique, alors que, chez certains autres, 10 grammes suffisaient pour amener
trois ou quatre selles abondantes; mais ce dernier cas est le plus rare, et nos malades suppor-
taient très bien 30 grammes de bicarbonate de
soude sans avoir de diarrhée. Ce petit inconvénient se présente-t-il d'ailleurs, qu'il est facile d'y

remédier par l'adjonction d'une petite dose de
craie préparée, alcalin constipant. L'association
de carbonate de chaux au bicarbonate de soude
présente encore un avantage : c'est que le premier, se décomposant moins vite que le second,
continue à maintenir le contenu gastrique alcalin, si le bicarbonate est complètement décomposé
avant l'évacuation de l'estomac.

Il est un reproche fait, depuis Trousseau, au
bicarbonate de soude, aux alcalins en général,
qu'on serait étonné de ne pas nous voir men-
tionner ici : c'est la production de la cachexie
dite alcaline. La crainte de cette action anémiante a empêché pendant longtemps et empêche encore bien des médecins de donner le
bicarbonate de soude à des doses plus élevées
que 3, 4, 5 grammes, pour ne pas dire souvent
50 centigrammes.

Cachexie alcaline.

« Pour notre compte, disait l'un de nous (1),
en 1884, nous n'avons jamais observé aucun
accident, quoique le traitement ait été continué
des mois. D'ailleurs, les médecins qui ont employé les alcalins à dose élevée dans le traitement du rhumatisme articulaire n'ont observé
aucun inconvénient. Le professeur Jaccoud l'a
administré à la dose de 20 grammes par jour.
« Nous n'avons vu, écrit-il (2), chez aucun de nos
malades survenir les symptômes que l'on attribue

(1 Debove, *Soc. méd. des Hôp.*, 1884 ; *Bulletins.* p. 179.
2) Jaccoud, *Gaz. hebdom.*, 1862. p. 467.

à la cachexie alcaline. » Le professeur Charcot (1) s'exprime en termes identiques : « Malgré l'administration du bicarbonate de soude à doses aussi élevées (30 à 40 grammes par jour) et aussi longtemps maintenues, nous n'avons jamais vu survenir d'effets pathogénétiques capables d'inspirer la moindre inquiétude. »

Depuis cette époque, aucune observation n'est venue infirmer cette assertion. L'année dernière, à l'hôpital Andral, nous avons soumis des tuberculeux à l'absorption journalière de 20, 30, 40 et même 60 grammes de bicarbonate de soude, dans le but théorique de les rendre polyuriques et de faciliter ainsi l'élimination des toxines. Loin de maigrir, de s'anémier davantage, tous se sont améliorés ; les crachats diminuaient, la bronchite qui entourait les foyers tuberculeux disparaissait en peu de temps ; les malades qui mangeaient à peine le jour de leur entrée, le premier degré de la nourriture de l'hôpital, mangeaient facilement, après une huitaine de jours, le quatrième degré, et souvent, en plus, 50 et 100 grammes de poudre de viande ; ils engraissaient rapidement et d'une façon continue. Il y a loin de ces résultats à l'action prétendue anémiante, cachectisante des alcalins ; aussi, considérons-nous cette crainte de la cachexie alcaline comme absolument chimérique, et préconisons-nous plus que jamais l'emploi du bicarbonate de soude à haute dose.

(1) Charcot, *Ibid.*, p. 489.

Dans l'ulcère de l'estomac en particulier, il faut le donner à doses suffisantes pour entretenir d'une façon permanente, et surtout pendant la période digestive, la réaction alcaline du contenu gastrique.

On ne connaît pas exactement la quantité de suc gastrique sécrétée dans les vingt-quatre heures. On l'évalue à environ 500 grammes par heure dans les trois heures qui suivent l'ingestion de chaque repas, c'est-à-dire à 3 litres par jour, l'estomac ne sécrétant pas à l'état physiologique dans l'intervalle des repas.

Si l'on ajoute qu'un certain nombre de malades atteints d'ulcère sont des hypersécréteurs et que le matin, à jeun, on trouve dans leur estomac 100 à 300 grammes de suc gastrique souvent hyperchlorhydrique, on peut estimer à 4 ou 5 litres la quantité totale de suc gastrique sécrétée dans les vingt-quatre heures ; ce suc gastrique pathologique contient, en moyenne, ainsi que nous l'avons vu, une proportion de 3 pour 1000 d'acide chlorhydrique ; il faut donc saturer par les alcalins environ 12 à 15 grammes de cet acide. Or, 30 grammes de bicarbonate de soude en saturent 13 grammes. Nous donnerons donc, pour arriver au résultat désiré, une dose quotidienne de 30 à 40 grammes de bicarbonate de soude.

Nous avons d'ailleurs, pour juger de la suffisance de la dose, un réactif excellent, la douleur. Tout malade dont le suc gastrique est neutralisé par les alcalins cesse d'avoir les douleurs intolérables qu'il éprouvait auparavant.

Au début du traitement, quand le malade est soumis au régime lacté exclusif, il n'est pas nécessaire d'administrer d'aussi fortes doses de bicarbonate de soude, puisque le lait, d'ailleurs légèrement alcalin, est l'aliment qui irrite le moins l'estomac et excite le moins la sécrétion du suc gastrique. Nous ordonnons alors 10 à 12 grammes de bicarbonate de soude par jour, doses fractionnées, pour neutraliser au fur et à mesure de sa production le suc gastrique, qui, dans les cas d'ulcère, est souvent sécrété d'une façon continue dans l'intervalle des repas.

Le malade prend toutes les heures, depuis le lever jusqu'au coucher, et dans la nuit s'il est éveillé par la douleur, un cachet contenant :

Bicarbonate de soude................... 0 gr. 60
Craie préparée......................... 0 gr. 20

Plus tard, quand on lui permet de manger, il faut lui conseiller, outre les cachets, de prendre soit à chaque repas, 10 grammes de bicarbonate de soude dissous dans un verre d'eau, soit de préférence, de demi-heure en demi-heure, pendant les trois heures qui suivent le repas, un paquet composé comme il suit :

Bicarbonate de soude.................... 1 gr.
Craie préparée..................... |
Magnésie calcinée................. | āā 0 gr. 20

On fait varier dans des proportions convenables les doses de magnésie ou de craie préparée pour combattre la diarrhée ou la constipation.

Cette action légèrement purgative du bicarbonate de soude n'est pas d'ailleurs si condamnable qu'on pourrait le croire, et nous voyons Leube, Ziemmsen, Cornil, etc., conseiller l'ingestion journalière d'une petite dose d'eau de Seidlitz ou de Pullna, qui active les contractions de l'estomac et de l'intestin et en facilite la prompte évacuation, ce qu'ils considèrent comme un des points importants du traitement. Il faut, en effet, éviter la constipation et aussi éviter la diarrhée; il faut, autant que possible, régulariser les selles, pour empêcher l'atonie intestinale, le ballonnement du ventre, la stase des aliments dans l'estomac. Pour nous, il nous paraît préférable d'employer comme purgatif la magnésie, qui aura le double effet de provoquer une selle et de saturer les acides de l'estomac.

Le traitement de l'ulcère simple consiste donc dans l'emploi des alcalins, aidé du régime alimentaire. Nous venons d'exposer comment il convenait de donner les alcalins à doses très fortes et fractionnées; il nous reste à étudier le régime.

Au début, le lait doit être seul permis, à l'exclusion de tout autre aliment. Nous avons dit qu'il fallait en donner de 2 litres à 2 litres 1 2,

par petites tasses toutes les heures. Grâce
aux alcalins, cependant, il est possible de se
départir d'une telle rigueur ; on peut, sans
déterminer de douleur, sans avoir à redouter la
stase, le donner en trois fois : le matin, à midi
et le soir; on en fait prendre alors trois grands
verres d'un coup, que l'on fait suivre de l'administration d'un cachet de bicarbonate de soude
toutes les demi-heures pendant les trois premières heures, puis, jusqu'à l'ingestion suivante,
d'un cachet toutes les heures.

Sous l'influence de ce traitement, la douleur
disparait ou diminue considérablement du jour
au lendemain; les vomissements, qui en sont
ordinairement la conséquence, cessent avec
elle, le malade va de mieux en mieux et demande
bientôt à manger.

Il faut se garder de céder trop vite à son
désir. « 3 litres de lait cependant ne sont
plus suffisants (1), il faudrait lui en prescrire
5 et 6 ; mais il se plaint alors d'uriner
abondamment, d'avoir des sueurs, d'éprouver
un sentiment de lassitude générale. Nous avons,
en effet, pu remarquer, dans nos recherches
relatives à l'alimentation artificielle, que l'absorption d'une quantité considérable d'eau affaiblissait
le malade et que tous les exercices devenaient
une véritable fatigue. Dans le régime lacté, les
malades l'attribuent à ce que le lait ne les nour-

(1) Debove, *Bull. de la Soc. méd. des Hôp.*, 1882,
p. 201.

rit pas, ce qui est manifestement inexact pour des malades (et nous en avons vu plusieurs) qui absorbaient 7 à 8 litres de lait dans les vingt-quatre heures. Ces faits sont bien connus des éleveurs de bétail, qui ont remarqué qu'en donnant à un animal une nourriture trop aqueuse, « on l'amolissait », pour employer leur expression.

« Pour ces raisons, nous avons été amené à chercher les divers moyens de prescrire le régime lacté sous un petit volume, afin d'empêcher les petits accidents dont nous venons de parler et qui peuvent être attribués à une sorte de pléthore aqueuse. D'autres motifs nous ont encore guidé; la difficulté d'introduire la sonde six fois par jour (car il est imprudent de mettre dans l'estomac plus d'un litre de lait d'un coup) et aussi la nécessité de ne pas exiger de l'estomac un travail ininterrompu, ce qui est inévitable si le malade fait une série de repas dans la journée.

« L'emploi du lait concentré est la première méthode à laquelle nous ayons eu recours. En le faisant dissoudre dans du lait frais, on obtient un mélange représentant 2 litres de lait sous volume d'un seul. Ce procédé donne d'assez bons résultats et peut être employé avec un avantage. Mais il présente plusieurs inconvénients, le mélange est trop sucré, car les conserves de lait sont de véritables confitures et leur digestibilité est loin d'être parfaite.

« Nous nous sommes bien mieux trouvé de

l'emploi du lait concentré au moment du repas. 2 litres de lait sont versés dans une large bassine, évaporés au bain-marie et administrés lorsqu'ils sont réduits au volume d'un seul. Cette façon de procéder n'a qu'un inconvénient : elle exige un outillage un peu complexe et elle est fort gênante par la nécessité de répéter l'opération plusieurs fois par jour ; aussi avons-nous cherché à fabriquer des poudres de lait qu'on pût faire dissoudre dans du lait frais ; voici comment nous avons opéré :

« Nous avons pris du lait frais et l'avons écrémé. Il est préférable de prendre du lait privé de sa graisse, parce que celle-ci sera toujours assez difficile à digérer et parce que les poudres privées de graisse se conserveront mieux. L'écrémage doit être fait sur du lait aussi frais que possible ; pour cela, nous le battions dans une baratte, nous filtrions sur un linge et retenions ainsi le beurre. Si jamais ces opérations devaient se faire industriellement, elles seraient singulièrement facilitées par les nouveaux appareils à vapeur, basés sur l'action de la force centrifuge et qui permettent d'écrémer à l'heure 300 litres de lait frais. Quant au procédé qui consiste à laisser reposer le lait vingt-quatre heures et à l'écrémer, il offre le grave inconvénient d'un écrémage incomplet, et surtout de permettre au liquide de s'altérer.

« On fait ensuite évaporer au bain-marie le lait privé de sa crème. On obtient ainsi une matière solide, intimement adhérente à la paroi et qu'il est difficile de détacher. Nous avons évité cette adhérence en précipitant le lait par l'acide acétique et en évaporant. L'acide acétique se volatilise par la chaleur, et il reste une matière solide, mélangée de caséine, de lactose et de sels, mélange facile à pulvériser. L'évaporation doit, bien entendu, se faire dans des vases inattaquables par l'acide acétique.

« 120 grammes de poudre ainsi préparée représentent à peu près un litre de lait ; elle se dissout en partie (sels et lactose), en partie reste en suspension (caséine) lorsqu'on la mélange à un litre de lait frais. On a de cette manière 2 litres de lait sous volume d'un seul, et nous pouvons affirmer que les madades atteints d'ulcère de l'estomac se sont tout à fait bien trouvés de cet aliment.

« Malgré la facilité avec laquelle on prépare ces poudres, nous devons avouer que les échantillons qui nous ont été soumis par divers droguistes étaient fort défectueux ; les uns étaient brunâtres, parce que la lactose s'était caramelisée ; les autres avaient une odeur caséeuse, due à des fermentations. Les bonnes poudres de lait doivent être blanches, sans odeur, d'un goût agréable, légèrement sucré.

« On pourra donc rendre le lait plus nutritif en y ajoutant soit du lait concentré et de la poudre de lait, soit une petite quantité de fécule, de tapioca, aliments faciles à digérer et plus riches que le lait

en éléments hydrocarbonés. On pourra surtout
avoir recours aux poudres de viande, dont l'emploi, avant l'usage des alcalins, était impossible
dans le traitement de l'ulcère ; malgré leur
grande digestibilité, elles ont toujours été mal
supportées, ont donné lieu à des accès gastralgiques, à des vomissements ou même à des hématémèses (1). »

*Poudres
de viande.*

Les poudres de viande se préparent « avec de
la viande de bœuf aussi bien dégraissée que
possible, séparée des tendons, passée dans un
hachoir, puis étalée sur des plaques et desséchée
à l'étuve à une température de 90°. Lorsque la
viande est devenue dure par dessiccation, on la
broie au pilon, puis on la fait passer sur un fin
tamis de soie. La poudre ainsi obtenue est
impalpable, elle se conserve indéfiniment, à la
condition d'être soigneusement préservée de
l'humidité. Elle représente quatre fois son volume de viande fraiche (2) ». « De nombreuses
poudres de viande ont paru dans le commerce,
elles sont de valeur bien inégale ; il ne m'appartient pas de les critiquer, mais je dois vous
donner au moins les moyens de reconnaître leurs
falsifications. Vous reconnaîtrez que la poudre
de viande est de bonne qualité aux caractères
suivants : elle doit avoir peu d'odeur, peu de
saveur ; examinée au microscope, elle doit être

(1) Debove, *Bull. de la Soc. méd. des Hôp.*, 1884,
p. 177.
(2) Debove, *Mém. de la Société méd.*, 1882, p. 52.

entièrement composée de fragments de fibres musculaires striées, sans mélange de tissu conjonctif, ni d'aucune substance étrangère (1). »

Aux malades atteints d'ulcère de l'estomac on en peut donner chaque jour deux à trois doses de 30 grammes, mais il faut avoir soin de n'en donner qu'une dose pendant les deux ou trois premiers jours et d'augmenter progressivement. Ces 30 grammes de poudre sont délayés avec de l'eau ou du lait, versés peu à peu, en quantité suffisante pour en faire une bouillie homogène assez liquide, puis sucrés et aromatisés avec un peu d'essence de menthe (et non avec du rhum ou du punch au rhum, comme on le fait pour la suralimentation des tuberculeux).

Aux poudres de viande on peut enfin joindre les poudres de légumes (poudres de lentilles), préparées de la même façon et qui fourniront l'élément hydrocarboné de l'alimentation.

Quand les gastrorrhagies, les douleurs, les vomissements auront disparu depuis plusieurs semaines, on devra revenir peu à peu à l'alimentation ordinaire. Leube (2) conseille la gradation indiquée dans les quatre régimes suivants, qui pourront au moins servir de guide :

1° Bouillon, solution de viande, lait, œufs mollets, œufs crus ;

2° Cervelle de veau, ris de veau, poulet, pigeon ;

Alimentation.

(1) Debove, *Leçons sur la tuberculose parasitaire*, 1884.
(2) *Zeitschr. fur Klin. Med.*, Band VI, p. 189.

3° Ajouter au précédent : jambon cru râpé, bœuf cru ;

4° Chevreuil, perdreau (pas de lièvre), rosbif saignant (surtout froid), rôti de veau (surtout la culotte), brochet (les truites, même les plus jeunes, sont difficiles à digérer), macaroni, bouillon au riz.

Plus tard encore, les malades pourront manger ce qu'ils voudront, pourvu cependant qu'ils ne demandent pas de ces mets fortement épicés qui sont nuisibles même aux estomacs robustes.

Il faut proscrire aussi le vin, la bière, l'alcool sous toutes ses formes ; ces boissons augmenteraient rapidement la dyspepsie, entraîneraient des fermentations organiques et la **stase des** aliments. Le mieux sera de maintenir les malades au régime lacté partiel, c'est-à-dire leur conseiller de boire à chaque repas un demi-litre de lait environ.

Enfin, quand la guérison sera supposée complète, il faudra, pendant plusieurs mois encore et même plusieurs années, surveiller attentivement l'hygiène alimentaire. Nous avons dit et répété qu'il fallait toujours se défier des longues périodes de calme, suivies de rechute ou de récidive, et qu'il était souvent bien difficile d'affirmer si l'ulcère était cicatrisé ou non. On recommandera donc aux malades d'éviter tout excès de table et particulièrement tout excès alcoolique. Il serait même sage qu'ils renonçassent pour toujours à l'usage des boissons alcoo-

liques et se contentassent désormais de lait,
d'eau ou de thé léger. Mais c'est là un immense
sacrifice auquel ils se résigneront difficilement et le médecin a bien peu de chances
d'être écouté ; il n'en est pas moins de son devoir
de les prévenir des accidents qu'ils éviteraient
sûrement en suivant une hygiène appropriée
et auxquels ils sont toujours exposés dans le
cas contraire.

Doit-on aller plus loin et ordonner un régime
à suivre, au lieu de se contenter des précautions
que nous indiquons, éviter les excès alimentaires, supprimer les boissons alcooliques ? Les
malades le réclameront souvent, prêts d'ailleurs
à l'enfreindre à la première occasion, à moins
cependant que ce ne soient des nerveux, des
hypocondriaques, les seuls qui se résignent
et se complaisent à suivre fidèlement un régime. L'appétit des dyspeptiques est éminemment capricieux, et les obliger à ne manger
que certains aliments déterminés serait le plus
souvent les condamner à ne pas manger ou
à se nourrir incomplètement, insuffisamment,
ce qui, à notre avis, est pire que les écarts de
régime. Et le meilleur exemple qu'on puisse
choisir à l'appui de cette opinion se trouve dans
les bons résultats donnés par tous les régimes
dans le traitement de l'obésité. Tel médecin
conseille à son malade de boire le moins possible, tel autre d'avaler 2 à 3 litres d'eau
par jour ; celui-ci proscrit les graisses, supprime

Des régimes.

les légumes ; celui-là les ordonne d'une façon presque exclusive, et tout obèse qui veut se conformer strictement à l'une de ces règles s'en trouve rapidement bien, il maigrit ; il maigrit non parce qu'il suit tel régime plutôt que tel autre, mais parce qu'il en suit un, parce qu'il est troublé dans sa quiétude, qu'il mange une quantité de plus en plus faible des aliments qu'on lui a permis, qu'il tombe enfin dans l'alimentation insuffisante. Il en sera de même de tous vos malades, quels qu'ils soient, si vous leur assignez un régime limité ; il en sera de même plus particulièrement de tous les dyspeptiques dont l'estomac capricieux ne saurait se contenter ou se lasserait vite de cette absence de variété dans l'alimentation. A moins, nous l'avons déjà dit, qu'ils ne vous demandent des aliments extraordinaires qui pourraient, à juste titre, être éliminés de l'alimentation des personnes bien portantes, laissez manger à vos malades tout ce qu'ils voudront, et vous les verrez d'eux-mêmes supprimer de leur alimentation tel ou tel mets qui sera adopté par un autre. Cruveilhier l'avait déjà vu et ses principes n'auraient pas dû être abandonnés.

« C'est une étude bien digne de la méditation des physiologistes que celle des modifications qui se produisent dans les instincts de l'estomac malade, dans ses affinités ou ses répulsions pour telle ou telle espèce d'aliments.

« Ainsi, il est des conditions de la muqueuse

gastrique dans lesquelles l'estomac humain, *omnivore* de sa nature, se trouve tout à coup transformé en un estomac *univore;* il ne peut plus supporter qu'une seule classe d'aliments ; tantôt il devient exclusivement *carnivore*, tantôt il devient exclusivement *herbivore*.

« Bien plus, il arrive quelquefois que l'estomac humain, devenu carnivore, ne peut supporter qu'une seule espèce de viande, les viandes gélatineuses, le poulet, à l'exclusion du bœuf, du mouton, du gibier, et réciproquement.

« De même, l'estomac devenu herbivore ne peut, dans quelques cas, digérer que les fécules, d'autres fois les herbes, les fruits.

« Mais il est une transformation bien plus fréquente des instincts de l'estomac humain : c'est celle par laquelle l'estomac du jeune homme, de l'adulte, du vieillard, semble rétrograder vers l'état de la première enfance ; le lait seul peut être supporté, l'estomac est devenu *lactivore*.

« On ne se fait pas une idée de la délicatesse, de la finesse de tact que présente le sens gastrique (qu'on me passe cette expression) dans certains cas de maladies de l'estomac. Il n'y a pas de réactif chimique, pas d'instrument de précision dans les sciences physiques, plus sensible que la membrane muqueuse de l'estomac malade; elle palpe tout, elle apprécie tout jusqu'aux plus légères nuances, si ce mot peut s'appliquer à autre chose qu'à des couleurs...

« La détermination du régime alimentaire se fait suivant certaines règles, ou plutôt par le tâtonnement méthodique, par voie d'élimination.

« Le point important, c'est de trouver un aliment qui soit bien supporté par le malade, qui passe inaperçu ; et, sous ce rapport, l'instinct du malade est un guide plus sûr que tous les préceptes de l'art.

« Il y a des estomacs qui ne peuvent digérer qu'une fois en vingt-quatre heures, d'autres qui ont besoin d'un grand nombre de petits repas. J'ai guéri plusieurs maladies de l'estomac qui avaient résisté aux traitements les plus variés, en donnant pour conseil unique de ne faire qu'un seul repas dans les vingt-quatre heures. Il est des estomacs malades qui ne peuvent supporter qu'un seul mets à chaque repas. Enfin, la température froide, à la glace, réussit chez l'un ; chez l'autre, c'est la température chaude ou très chaude (1). »

Et, d'ailleurs, pourquoi voit-on les régimes varier avec chaque médecin (c'est un fait que ne manquent pas de faire observer les malades et qu'il est facile de vérifier) ? C'est qu'il est une loi commune à laquelle les médecins n'échappent pas : ce qui leur plaît doit plaire aux autres, ce qui convient à leur estomac doit convenir à celui de leurs malades, et tel aliment, qu'ils trouvent

______

(1) *Arch. gén. de médecine*, 1856.

lourd et indigeste, ne saurait être pour personne léger, ni facile à digérer.

Les alcalins à haute dose avec le lait et, plus tard, l'alimentation ordinaire, préférée par le malade, à l'exclusion des boissons alcooliques, tel sera donc, pour nous, le traitement de l'ulcère de l'estomac dans son ensemble.

Le repos de l'organe, tel était le but que se proposait Cruveilhier, comptant sur la tendance naturelle de l'ulcère vers la guérison. Mais bientôt on se demanda s'il ne serait pas bon d'aider la cicatrisation de la lésion en s'efforçant de modifier sa surface par diverses substances, dont l'action sur les ulcères cutanés permettait d'attendre de bons résultats.

Trousseau, Schutzenberger, Gros, proposèrent d'administrer le nitrate d'argent sous forme de pilules de 1 centigramme, dont ils augmentaient la dose jusqu'à 10. Fleming proposa d'injecter dans l'estomac, par une sonde œsophagienne, des solutions étendues de nitrate d'argent. Brinton s'éleva bientôt avec violence contre cette manière de faire : « Les chlorures de la salive, du mucus œsophagien, avalés avec la pilule, les chlorures du mélange de ces sécrétions et de la bile qu'on trouve dans l'estomac, à jeun, suffiraient pour convertir en un composé insoluble le nitrate ou l'oxyde d'argent ingéré. Et quelle absurdité de penser que cette petite pilule ira justement s'arrêter au point qui correspond au siège de l'ulcère, ou qu'une dose aussi faible, étendue dans une once de liquide, se répandra uniformément sur la surface de 180 pouces carrés qui représente l'estomac, et conservera encore son activité! » Le malade éprouve, en plus, tous les inconvénients de l'absorption du nitrate d'argent, sans en tirer aucun avantage.

Dans le même but de modifier la surface de la lésion, Luca (1860) conseilla l'emploi de l'eau de chaux, Luton (1871) préconisa le perchlorure de fer, Bonnemaison (1874), s'inspirant des idées de Monneret, le sous-nitrate de bismuth à haute dose, Hertzka (de Buda-Pesth) (1878) employa le chloral, espérant qu'il agirait sur l'ulcère de l'estomac comme sur les ulcères de la jambe.

On pourrait faire, à toutes ces substances, le reproche qu'a fait Brinton au nitrate d'argent. De plus, quelques-unes d'entre elles sont irritantes et pourraient nuire à la cicatrisation, plutôt que de la favoriser.

Aussi faut-il en revenir à l'opinion de Cruveilhier, en la complétant par cette conception nouvelle de la neutralisation du suc gastrique hyperacide par les alcalins, qui le mettent ainsi hors d'état d'irriter l'ulcère et de s'opposer à sa tendance naturelle vers la guérison.

Il nous reste maintenant à parler des moyens par lesquels nous pouvons combattre les diverses complications, résultant soit de l'exagération de l'un des symptômes, soit de l'adjonction d'une affection nouvelle.

Hémorrhagies. Nous ne parlerons pas, bien entendu, des

hémorrhagies foudroyantes, contre lesquelles le
médecin n'a généralement pas le temps d'intervenir et se trouve toujours complètement
désarmé, mais des hémorrhagies qui, par leur
abondance ou par leur répétition, constituent un
danger à brève échéance.

La plupart des hémostatiques conseillés par les
auteurs et qu'on puisse donner à l'intérieur sont
d'une efficacité douteuse : l'acide sulfurique,
l'acétate de plomb, le tannin, l'extrait de ratanhia,
la térébenthine et le perchlorure de fer, qu'on a
même accusés d'irriter l'estomac et de provoquer
des vomissements. Nous ne les rejetons pas
absolument, non plus que les injections sous-
cutanées d'ergotine, faites au creux épigastrique,
qui pourront donner quelques résultats ; mais le
vrai traitement des hémorrhagies consiste dans
le repos absolu, le régime lacté, quelquefois la
diète et l'usage de la glace *intus* et *extra*.

Le malade devra garder le repos au lit dans le
décubitus dorsal et l'immobilité la plus complète ; on lui appliquera une vessie de glace sur
l'épigastre et lui ordonnera de ne prendre qu'une
petite quantité de lait glacé, par doses extrêmement fractionnées, soit pur, soit additionné d'un
peu d'eau de Vichy ; et, si l'on veut administrer
un médicament, à titre d'adjuvant, celui que
nous conseillons de préférence est l'extrait
d'opium à la dose de 5 à 10 centigrammes dans
la journée. C'est d'ailleurs à ce seul titre qu'il
faudra donner les hémostatiques cités plus haut ;

ils ne dispensent en rien du repos général et local, non plus que des boissons glacées.

Douleur.

Il est rare que la douleur résiste plus de quelques jours au régime lacté et aux alcalins à doses suffisamment élevées ; il arrive néanmoins, dans cette première période du traitement, qu'on soit obligé de la combattre. On peut employer contre elle toute la série des révulsifs appliqués sur l'épigastre : vésicatoires, sinapismes, ventouses sèches, frictions à l'essence de térébenthine, fomentations chaudes, etc., ou encore la série des embrocations calmantes. On la combattra bien plus sûrement par l'administration à l'intérieur des opiacés (5 à 15 centigrammes d'extrait d'opium en potion ou mieux en pilules s'il y a des vomissements), du chlorhydrate de cocaïne (6 à 8 centigrammes en solution à 1 pour 500), d'eau chloroformée à 1 pour 100 (100 ou 150 grammes chaque jour par cuillerées à bouche toutes les deux ou trois heures), ou encore de belladone, de jusquiame, etc.

Quant aux injections sous-cutanées de morphine, il ne faut les employer qu'avec la plus grande réserve, pour ne pas dire les rejeter complètement. Parfaites et absolument indiquées dans certaines douleurs très vives, mais passagères, comme la colique hépatique, la colique néphrétique ou la colique de plomb, elles ne le sont plus quand la douleur dépend d'une maladie chronique ou à évolution lente, car la nécessité où l'on est de les répéter souvent et longtemps expose d'une manière presque certaine les malades à la morphinomanie, dont il est ensuite si difficile de les guérir. Cet écueil n'existe pas avec les préparations opiacées prises à l'intérieur non plus qu'avec les préparations belladonées ; aussi, les préférons-nous aux injections de morphine, sans craindre de recourir à des doses quelquefois très fortes, et d'en prolonger l'emploi autant qu'il est nécessaire.

Ordinairement, les vomissements disparaissent avec la douleur dont ils sont la conséquence. Dans quelques cas cependant, ils sont assez répétés pour constituer une complication inquiétante et persistent même après la cessation de la douleur. Le lait à petites doses, mélangé à un peu d'eau de Vichy, la glace, les opiacés, l'eau chloroformée, seront encore employés avec les plus grandes chances de succès. De même la teinture d'iode (15 gouttes dans 150 grammes d'une potion sucrée, à prendre par cuillerées à bouche toutes les deux heures). l'acide cyanhydrique (5 à 15 gouttes d'une solution à 1/100), le sous-nitrate de bismuth, la potion de Rivière, etc.

Mais dans ces cas rebelles où, la douleur étant supprimée, le vomissement n'est plus que le fait d'une intolérance gastrique difficile à expliquer sans la participation du système nerveux, le traitement par excellence nous semble être l'alimentation par la sonde (1).

(1) Debove, *Soc. méd. des Hôp.*, 1881, 1882.

Quelque paradoxale que puisse paraître la chose, l'alimentation par la sonde constitue une méthode générale de traitement du vomissement ; les malades dont l'estomac est tout à fait intolérant pour les aliments avalés par la bouche ne vomissent pas les aliments introduits par la sonde. Et ce fait est vrai pour les vomissements des phtisiques (1), pour les vomissements

(1) « Nous avons fait construire (*) un appareil qui remplit les conditions que doit remplir, suivant nous, une bonne sonde œsophagienne. Elle doit être suffisamment rigide pour que le médecin ou le malade l'introduise en poussant, sans que ce dernier soit obligé de la déglutir ; elle doit être suffisamment souple pour qu'on n'ait à craindre aucun traumatisme de l'œsophage, ni de l'estomac : elle doit être, enfin, absolument lisse, ce qui permet de la faire glisser rapidement du pharynx jusque dans l'estomac.

« Ces différentes conditions indiquées nous paraissent remplies par le siphon que nous avons l'honneur de présenter à la Société. Il est en caoutchouc vulcanisé, pour présenter une certaine rigidité ; il est coulé dans des tubes de verre, pour que sa surface soit polie. Cette sonde se compose de deux parties réunies par un ajustage ; il était, en effet, bien difficile de couler d'une seule pièce, dans des tubes de verre, une sonde ayant la longueur exigée par le siphonage de l'estomac.

« Il est encore utile de signaler un accident qui peut se produire avec les sondes molles. Elles se pelotonnent dans le pharynx, et le médecin, qui croit les avoir fait pénétrer dans l'estomac (s'il n'a le soin d'inspecter le pharynx), verse un liquide qui s'écoule en partie dans l'œsophage, en partie dans les voies aériennes. Ce danger n'est plus à craindre avec les sondes un peu rigides, car leur pelotonnement dans la gorge est impossible. »

(*) Debove, *Soc. méd. des Hôp.*, 1881.

nerveux et, d'une façon générale, pour tous les
vomissements dus à une affection de l'estomac.
C'est un fait bien démontré aujourd'hui et sur
lequel nous ne voudrions trop insister.

L'alimentation par la sonde permet, dans les
premiers jours, d'introduire en trois fois dans la
journée les 2 litres 1/2 de lait nécessaires à la
nutrition du malade. Bientôt après, on peut avoir
recours à la poudre de viande ; les repas sont
au nombre de trois dans la journée et composés
de la façon suivante : 1/2 litre de lait,
30 grammes de poudre de viande, 10 grammes
de bicarbonate de soude, 5 grammes de craie
préparée, une quantité de magnésie calcinée
variable avec le degré de constipation.

Lorsqu'on alimente par la sonde un malade
atteint d'ulcère de l'estomac, il est préférable
d'introduire le tube jusqu'à la moitié environ de
l'œsophage et non jusque dans l'estomac. Ce n'est
pas que nous redoutions beaucoup que l'introduction de la sonde puisse amener les hémorrhagies (1), mais nous savons que certains médecins
sont très troublés par cette crainte et condam-
nent d'une façon absolue le lavage de l'estomac
dans l'ulcère. M. Cornillon (2), à Vichy, M.
Duguet (3), à Paris, ont vu survenir des hématémèses au cours ou à la suite de l'ulcère. Il faut
faire toutefois des distinctions : tantôt on ramène

(1) Debove, *Soc. méd. des Hôp.*, 1884.
(2) Cornillon, *Progrès médical*, 1883.
(3) Duguet, *Soc. méd. des Hôp.*, 1884.

par la sonde un liquide noirâtre, grumeleux comme du marc de café, tantôt un liquide rouge ; dans le premier cas, il s'agit d'une hématémèse qui a précédé le lavage, puisque le suc gastrique a déjà eu le temps d'altérer le sang ; dans le second, il y a coïncidence manifeste ; mais c'est là l'exception, et même alors, d'après Cornillon, il faut attribuer cette hémorrhagie à la trop grande rapidité de l'écoulement du liquide et la trop forte pression intra-stomacale. Aussi conseille-t-il d'agir lentement et avec 1/3 de litre de liquide environ.

Nous sommes convaincus que le malade peut tirer du lavage de l'estomac de très grands bénéfices lorsqu'il y a dilatation stomacale ou hypersécrétion continue. Il faudrait faire alors le lavage avec précaution, lentement et en ne laissant à la fois dans l'estomac qu'une faible quantité de liquide et s'arrêter si le liquide prenait une coloration rosée.

Néanmoins, nous conseillons de ne l'employer qu'exceptionnellement et avec une extrême prudence ; il pourrait y avoir des coïncidences fâcheuses pour le médecin, car on ne manquerait pas d'attribuer à son intervention un résultat qui n'en dépendrait nullement, ou qu'elle aurait peut-être avancé de quelques heures.

Il y a deux ans, l'un de nous (Debove) avait décidé d'explorer par la sonde l'estomac d'un malade atteint d'ulcère ; l'exploration fut remise au lendemain ; une heure à peine après cette décision prise, le malade mourait d'une hématémèse foudroyante. Il est infiniment probable que, si l'exploration avait été faite, la mort serait survenue au milieu de l'opération, et raisonnablement il eût été difficile de l'attribuer au lavage, qui n'aurait fait que l'avancer.

Quoi qu'il en soit, cet exemple peut servir et rendre prudent quand il s'agit de lavage, non que scientifiquement parlant on ait rien à se reprocher, mais la famille ne manquerait pas de le faire.

Dans la plupart des complications résultant de la perforation de l'ulcère, nous sommes, il faut bien le reconnaître, à peu près impuissants. Il ne nous appartient pas de préjuger ici de ce que pourra faire un jour la chirurgie.

Perforation.

Nous ne prévoyons pas, d'ailleurs, qu'elle puisse jamais parer aux perforations, heureusement rares, de l'ulcère dans le cœur, le péricarde, le médiastin, les plèvres ou le poumon.

La laparotomie, lorsqu'elle a été tentée pour parer à une péritonite généralisée, que le diagnostic ait ou non été fait auparavant, n'a pas donné de résultats favorables, à notre connaissance. Mais loin de nous la pensée d'en discuter l'utilité ; n'est-ce pas la seule ressource qui reste au malade?

Nous avons dit, en parlant des abcès sousphréniques, quels grands services pouvait rendre une intervention précoce ; nous avons tracé les grandes lignes de l'opération qui convient en pareil cas ; nous n'avons pas à y revenir.

Rétrécissement du cardia.

Lorsque la coarctation du cardia empêche le passage des aliments, il faut avoir recours à la dilatation ; c'est une opération dans le détail de laquelle ne nous pouvons entrer.

Rétrécissement du pylore.

Le rétrécissement du pylore nécessite soit la pylorectomie, soit la gastrostomie avec dilatation par des sondes (opération de Loreta). En discuter la valeur et les divers temps serait empiéter sur le domaine de la chirurgie. Chez les malades dont la dilatation stomacale est énorme, dont le pylore complètement fermé ne laisse plus le contenu stomacal s'évacuer dans l'intestin, la mort est certaine et à bref délai ; il ne reste que cette ressource à ces malades, et, une fois le diagnostic posé, l'hésitation ne peut plus porter que sur le choix de l'opération.

Mais doit-on, comme on l'a proposé, généraliser la pylorectomie, la faire d'une façon préventive, dans le but d'éviter la perforation en enlevant la partie ulcérée ? Ce serait, à notre avis, commettre une faute grave contre cette loi que nous n'avons cessée de signaler : l'ulcère a une tendance naturelle très grande vers la guérison.

ULCÈRE DU DUODÉNUM

Son histoire ne remonte pas aussi loin que celle de l'ulcère de l'estomac. C'est en 1861 que parut le premier mémoire sur la question, dû à Klinger, de Würzbourg ; mais cet auteur ne décrivit pas la symptomatologie de cette affection, qu'il considérait comme évoluant jusqu'à la complication terminale, sans donner lieu à aucun symptôme. Trier, de Copenhague, en 1863, puis Krauss, en 1865, firent d'importants mémoires sur cette affection. Depuis cette époque, il a paru en France un certain nombre de thèses sur le même sujet ; mais il faut arriver à l'intéressant mémoire de M. Bucquoy (1) pour trouver, depuis les travaux de Klinger, Trier, Kraus, Chvostek, etc., une étude d'ensemble originale sur l'ulcère du duodénum.

(1) *Arch. gén. de Méd.*, 1887. — *Académie de médecine*, 1887.

ANATOMIE PATHOLOGIQUE

   L'ulcère simple du duodénum siège presque toujours dans la portion pylorique de cette partie de l'intestin, ordinairement immédiatement au-dessous du pylore et rarement à plus de 2 à 3 centimètres de lui. A part de rares exceptions, lorsque l'ulcère siège sur la deuxième ou la troisième portion du duodénum, il coïncide avec des ulcères de la première portion.

Contrairement à l'ulcère de l'estomac, qui, dans près de la moitié des cas, se trouve sur la face postérieure, l'ulcère duodénal se rencontre sur la face antérieure du duodénum dans les trois quarts des cas environ. Il peut exister aussi sur le bord supérieur ou en tout autre point, mais d'une façon exceptionnelle.

Si l'on a pu expliquer avec quelque vraisemblance son siège de prédilection dans la portion pylorique du duodénum par l'action du suc gastrique dont es caractères sont encore le°

mêmes que dans l'estomac, il est plus difficile de donner une raison valable de sa fréquence, incomparablement plus grande sur la face antérieure que sur la face postérieure.

Il est ordinairement unique, mais il n'est pas rare d'en trouver plusieurs, siégeant soit tous sur la première portion, soit les uns sur la première et un ou deux autres sur la deuxième et la troisième, et coïncidant d'ailleurs assez fréquemment avec une ou plusieurs lésions semblables de l'estomac. On en a compté jusqu'à quatre dans le duodénum, et, quand il s'en trouve deux sur la même portion, ils sont ordinairement opposés l'un à l'autre, situés l'un sur la face antérieure, l'autre sur la face postérieure.

Comme celui de l'estomac, l'ulcère simple du duodénum est le plus souvent circulaire, mais peut être oblong, elliptique, ovalaire et même irrégulier lorsque deux ou plusieurs ulcérations se sont réunies par leurs bords.

Ses dimensions sont ordinairement petites ; son étendue ne dépasse guère celle d'un pois, d'une pièce de 50 centimes ; quelquefois cependant il est aussi grand qu'une pièce de 1 franc ou de 2 francs, et nous trouvons même une observation de Pepper et Griffiths (1) dans laquelle l'ulcère, situé immédiatement au-dessous du pylore et empiétant un peu sur lui, avait jusqu'à 3 pouces de diamètre.

(1) *Americ. Journ. of Med.*, 1889.

Bords.

Les bords sont, en général, nets, comme coupés à l'emporte-pièce, et de niveau avec le reste de la muqueuse ; ils peuvent être toutefois tuméfiés, ramollis, ou durs et épais, et former un bourrelet plus ou moins consistant.

Parois.

Les parois sont formées, suivant la profondeur et l'ancienneté de la lésion, par une ou plusieurs des tuniques de l'intestin. Dans ce dernier cas, les tuniques sont ulcérées sur une étendue d'autant moins grande qu'elles sont plus profondes, en partant de la muqueuse, ce qui donne à l'ulcère du duodénum, comme à celui de l'estomac, la forme d'un entonnoir dont les parois sont tantôt étagées en escalier, tantôt dégradées en pente douce.

Fond.

Le fond est formé soit par la sous-muqueuse ou la musculeuse, soit par le péritoine plus ou moins épaissi, soit enfin, comme nous le dirons en traitant des complications, par le foie, le pancréas, la vésicule biliaire, etc., fixés par de solides adhérences et participant ou non à l'ulcération.

Lésions histologiques.

L'examen microscopique montre que les bords et le fond de l'ulcération sont entourés d'une zone assez épaisse de tissu inflammatoire ; les détails dans lesquels nous sommes entrés au sujet de l'ulcère de l'estomac nous dispensent d'insister plus longuement sur cette prolifération conjonctive qui envahit les espaces interglandulaires, la *muscularis mucosæ*, la sous-muqueuse et la musculeuse, surtout près du péritoine ; les lésions sont les mêmes qu'autour de l'ulcère stomacal. Malheureusement, nous manquons absolument de renseignements sur l'état du reste du duodénum.

Lorsque l'ulcère du duodénum guérit, il laisse à sa place une cicatrice dont l'aspect varie avec les dimensions et la profondeur de l'ulcération dont elle est le résultat : tantôt lisse, ardoisée, formant à peine une légère dépression, tantôt blanchâtre, avec une masse centrale dure et des plis rayonnés qui rétractent les parties voisines, déforment l'intestin, amènent un rétrécissement souvent très serré du pylore ou de la première portion du duodénum et consécutivement une dilatation considérable de l'estomac ; dans certains cas, enfin, où l'ulcère très profond a intéressé dans son travail de cicatrisation les organes voisins auxquels il adhérait, on a vu survenir une occlusion du canal cholédoque ou des voies biliaires, une thrombose de la veine porte.

ÉTIOLOGIE

L'ulcère du duodénum n'est pas une affection fréquemment observée. Si l'on réunit les observations de Rokitansky, de Jaksch, de Müller, Trier et Starke, on trouve que, sur 295 autopsies de malades atteints d'ulcère simple, ils ont rencontré 28 fois l'ulcère du duodénum, soit seul, soit quelquefois associé à une lésion semblable de l'estomac; ainsi, l'ulcère du duodénum est donc dix fois moins fréquent que l'ulcère de l'estomac, et, si l'on prend comme fréquence moyenne de ce dernier, la proportion de 5 pour 100, on voit qu'on ne rencontrera guère qu'un ulcère du duodénum sur 200 autopsies. Mais il est nécessaire de faire remarquer que cette proportion serait plus élevée si l'on avait soin de toujours examiner le duodénum dans les nécropsies (Trier), qu'elle le serait certainement plus encore cliniquement « si la maladie était plus souvent diagnostiquée et si on ne rapportait pas sous d'autres titres des observations d'hémorrhagies intestinales reconnaissant pour cause un ulcère duodénal méconnu » (Bucquoy).

Contrairement à l'ulcère de l'estomac, qui s'observe 2 à 3 fois plus souvent chez la femme que chez l'homme, l'ulcère du duodénum se rencontre au moins 7 ou 8 fois plus souvent chez l'homme que chez la femme, d'après ce qui résulte des statistiques publiées par la plupart des auteurs.

On peut le trouver à tous les âges ; Andrew Clark en a vu un chez un sujet de dix ans ; M. Potain, chez une femme de quatre-vingts ans ; Merkel, chez une femme de quatre-vingt-quatorze ans ; mais ce sont là de véritables exceptions ; c'est de trente-cinq à cinquante ans, en moyenne vers quarante ou quarante-deux ans, qu'on l'observe le plus souvent.

Si nous avons pu dire que nous manquions de données étiologiques précises pour expliquer la formation des ulcères de l'estomac, nous sommes plus autorisés encore à le répéter pour l'ulcère du duodénum. On a beaucoup chargé l'alcoolisme, comme on le fait souvent, pour se tirer d'embarras ; mais il est bien difficile de démontrer la véracité de cette accusation, et, dans bien des cas, de ce que la perforation survenait à la suite d'un excès de boisson, on a conclu aux habitudes alcooliques du malade.

Dans quelques cas tout à fait exceptionnels, on a trouvé, comme cause de l'ulcération, une contusion de l'épigastre, un corps étranger logé dans le duodénum, tel qu'une fourchette en fer (Houston), un petit os avalé avec les aliments (Saube).

Brûlures.

Depuis Curling, on mentionne toujours, comme cause de l'ulcère du duodénum, les brûlures étendues de la peau. Le plus souvent, cependant, il s'agit, non pas d'un ulcère vrai, mais d'une hémorrhagie sous-muqueuse, suivie ou non d'une ulcération ; Curling expliquait cette *duodénite* par la suppression des fonctions sécrétoires de la peau et la suppléance des glandes de Brunner, dont la sécrétion exagérée irritait le duodénum ; M. Brown-Séquard, par une action réflexe des centres nerveux ; et, plus récemment, Hunter (1) émit l'idée que la duodénite était produite par un poison irritant excrété avec la bile.

Tuberculose.

« Notons, dit M. Bucquoy, la rareté de l'ulcère duodénal chez les tuberculeux, malgré le développement fréquent des lésions ulcéreuses de l'intestin dans la tuberculose. Je n'ai trouvé que quelques exemples de cette coïncidence : le cas rapporté par Starke, d'un jeune homme de dix-sept ans, diabétique, qui succomba avec des cavernes dans les deux poumons ; celui de Dudensing qui présentait, avec quatre ulcères du duodénum, des tubercules pulmonaires nombreux, et d'autres qui méritent à peine d'être signalés, comme celui de la malade de Potain qui mourait à quatre-vingts ans, avec un ulcère

(1) Hunter, *Soc. path. int. Londres*, 1890.

simple du duodénum, portant, aux deux sommets, des plaques anciennes d'induration grise. Il faut ajouter, cependant, que presque jamais l'état des poumons n'est indiqué dans les observations. »

Aussi, les discussions que nous avons indiquées sur le rôle pathogénique de la tuberculose dans l'ulcère simple de l'estomac, ou inversement, ne se sont-elles pas reproduites pour l'ulcère du duodénum. Néanmoins, nous citerons le cas observé par Pepper et Griffiths qui plaide contre la possibilité de l'origine tuberculeuse des ulcères simples. Ces auteurs (1) ont trouvé, chez un homme de trente ans, un ulcère de 3 pouces de diamètre, siégeant au-dessous du pylore ; les bords et la base renfermaient des nids de microcoques, mais pas de bacilles tuberculeux : par contre, plusieurs ulcères situés dans l'iléon avaient leurs bords infiltrés de bacilles tuberculeux. Pour Pepper et Griffiths, ces dernières ulcérations étaient en rapport avec la tuberculose pulmonaire coexistante, tandis que l'ulcère du duodénum constituait une affection absolument indépendante. Les deux ordres de lésions, ulcérations tuberculeuses et ulcère simple, se trouvaient donc réunis chez le même malade, avec leurs caractères distinctifs bien tranchés, et rien n'autorise à dire que le second ait été le résultat de la transformation du premier.

(1) *Americ. med. Jour.*, 1889.

PATHOGÉNIE

Discuter la pathogénie de l'ulcère du duodénum serait nous exposer à répéter presque mot pour mot ce que nous avons dit de l'ulcère de l'estomac. Ignorant, en réalité, la véritable cause de ces affections, on a cherché à expliquer l'ulcère du duodénum par les raisons qui semblaient expliquer l'ulcère de l'estomac.

Les théories de l'embolie et de la thrombose artérielle sont difficiles à soutenir, les artères du duodénum n'étant pas terminales et la circulation pouvant se rétablir facilement dans le territoire irrigué par le vaisseau oblitéré. Les observations nous apprennent d'ailleurs, d'après M. Bucquoy :

« 1º Que, dans la plupart des autopsies, il n'est fait aucune mention de l'état des organes, en dehors de ceux qui sont directement intéressés par la lésion duodénale ;

« 2º Que, lorsqu'exceptionnellement l'état du cœur et des vaisseaux est indiqué, c'est pour en signaler la parfaite intégrité ;

« 3° Qu'enfin, si de très rares observations établissent la coïncidence d'une lésion cardiaque ou vasculaire avec l'ulcère simple du duodénum, il ne semble pas ressortir de cette coïncidence un rapport de cause à effet. »

Ces deux théories, comme on le voit, qu'elles soient appliquées aux ulcères simples du duodénum ou de l'estomac, sont toujours passibles des mêmes objections fort importantes.

L'hypothèse du spasme artériel mérite à peine d'être signalée à nouveau.

La théorie de l'érosion hémorrhagique ne mérite pas non plus un bien grand crédit; on n'observe pas l'ulcère simple à la suite des lésions des corps opto-striés ou de la moelle allongée, de l'hémorrhagie cérébrale et de l'intoxication par la strychnine, qui donnent cependant lieu quelquefois à des infarctus hémorrhagiques et à de petites érosions superficielles; d'autre part, nous avons déjà fait remarquer que c'était encore plutôt des érosions que des ulcères qu'on trouvait à la suite des brûlures étendues de la peau. « Quant à la coïncidence de la cirrhose et des ulcères du duodénum, elle est rare, car je n'ai pu en trouver qu'une seule observation. Elle appartient à Murchison (*The Lancet*, 1873); c'est un cas de perforation duodénale avec de petits ulcères multiples et superficiels chez un homme de trente-sept ans qui était atteint de cirrhose du foie. Cette rareté mérite d'être signalée, étant données, d'une part, la fréquence de l'ulcère duodénal chez l'homme surtout et dans des professions où les habitudes alcooliques sont ordinaires et, d'autre part, la fréquence des hémorrhagies intestinales dans la cirrhose. » (Bucquoy).

Inflammation.

C'est encore par analogie qu'on a appliqué à l'ulcère duodénal la théorie de l'inflammation ; car, si nous avons quelques observations contenant l'examen microscopique de la lésion, nous ne trouvons signalé nulle part l'état du reste de la muqueuse duodénale. Il faudrait donc, pour faire accepter cette théorie, démontrer d'abord qu'il y a duodénite, puis que cette duodénite est primitive et non secondaire ; la duodénite aiguë consécutive aux brûlures de la peau amène, il est vrai, des ulcérations de la muqueuse, mais elle ne produit pas d'ulcères.

Auto-digestion

Qu'ils considèrent la nécrose, point de départ de l'ulcère, comme le résultat d'une embolie ou d'une thrombose, d'une érosion hémorrhagique produite par la stase veineuse ou d'une inflammation chronique de la muqueuse, tous les auteurs s'entendent pour attribuer à l'action digestive du suc gastrique la tendance de la lésion à s'accroître et à persister ; les ulcères, dit-on, n'existent que dans le duodénum, là où l'acidité du suc gastrique n'est pas encore neutralisée par la bile, le suc pancréatique et le suc intestinal, et ils sont d'autant plus fréquents qu'on approche plus du pylore, c'est-à-dire d'autant plus que le contenu gastrique est moins modifié dans ses qualités. Dans ces dernières années

enfin, on a complété cette théorie de l'auto-
digestion en y ajoutant la notion de l'hyperchlorhydrie gastrique, qui a été signalée dans
l'ulcère du duodénum comme dans celui de
l'estomac. Mais l'hyperchlorhydrie n'est pas constante ; quand elle existe, elle est peut-être secondaire ; l'inflammation est problématique, et,
en admettant qu'elle existât, rien ne prouverait
qu'elle fût primitive. La puissance digestive du
suc pancréatique, enfin, n'est-elle pas beaucoup
plus grande que celle du suc gastrique, et cependant l'auto-digestion ne se produit pas, l'ulcère
simple n'existe pas au-dessous de l'orifice du canal
de Wirsung. L'acidité des liquides ne doit avoir ici
aucune importance ; si le suc gastrique digère les
substances azotées, c'est parce que la pepsine ne
peut agir qu'en présence d'un acide. Le suc pancréatique est alcalin, l'acidité du contenu intestinal n'est pas nécessaire pour que la digestion
se fasse dans l'intestin. Ce n'est donc ni à l'acidité
ni à l'alcalinité des sucs du tube digestif qu'il faut
attribuer un rôle important dans la digestion,
mais à leur puissance digestive ; or, le suc pancréatique est beaucoup plus puissant que le suc
gastrique ; pourquoi l'auto-digestion ne se pro-
duit-elle pas sous l'influence du suc pancréatique ? Il y a donc, dans cette pathogénie de
l'ulcère simple, un côté qui nous échappe complètement et que la théorie infectieuse ne peut,
pas plus que les autres, nous expliquer. Admettons que les microbes, pénétrant directement

Théorie
infectieuse.

dans la muqueuse par sa surface épithéliale, ou indirectement par la circulation, formant ainsi de petites thromboses ou embolies, puissent produire des ulcérations, il resterait encore à expliquer la transformation, si elle se peut faire, de ces ulcérations en ulcères et la chronicité des ulcères. La marche envahissante des microbes devrait donner à la lésion son aspect circulaire, comme celui des lésions circinées de la peau ; malheureusement, il n'existe pas toujours des microbes dans les bords des ulcères et il resterait encore à démontrer que les ulcérations produites expérimentalement avec ces microbes aient des tendances à se transformer en ulcères ; c'est là un point de pathologie générale qu'on a trop souvent oublié ; il ne suffit pas de trouver dans une lésion un microbe donné pour que ce microbe soit considéré comme jouant un rôle pathogénique, il faut encore avec lui reproduire expérimentalement la lésion première. Or, expérimentalement on a produit de petits abcès miliaires, de petites ulcérations de la muqueuse gastrique ou duodénale, on n'a pas produit d'ulcère simple. Pourquoi, enfin, cette transformation d'ulcérations d'origine microbienne en ulcères se produiraite-elle, puisqu'on ne voit jamais l'ulcération tuberculeuse dont l'origine microbienne ne fait de doute pour personne, se transformer en ulcère simple ? Nous répéterons donc ce que nous avons dit de l'ulcère de l'estomac : la pathogénie de l'ulcère du duodénum nous échappe.

SYMPTÔMES

« La symptomatologie, dit M. Bucquoy, est remplie de lacunes ; si nous cherchons des signes positifs, le plus souvent ils nous font défaut, le diagnostic reste enveloppé d'obscurités et ne se fait souvent qu'à l'autopsie. La raison en est que la lésion intestinale reste souvent latente et que, s'il existe quelque symptôme qui lui soit particulièrement imputable, ce sont souvent des troubles digestifs passagers et d'un caractère banal, des douleurs vagues, également sans signification, mais rien qui vienne en révéler l'existence. Dans le cas même où éclatent des symptômes plus accusés et parfois d'une gravité extrême, ce ne sont pas encore les symptômes d'une ulcération duodénale, mais ceux d'une perforation ou d'une péritonite, conséquence et terminaison de la lésion intestinale.

« ... Krauss evalue à un cinquième des cas ceux dans lesquels l'ulcère duodénal ne s'est révélé par aucun symptôme. Sur les treize cas de Klinger, douze fois on ne songea à une affection grave des voies digestives que lorsque des symptômes importants, une péritonite ou une hémorrhagie, eurent éveillé l'attention.

« Même lorsque la maladie ne reste pas absolument latente, elle n'est, faute de signes précis, qu'exceptionnellement soupçonnée. Encore devons-nous remarquer que, pour les cas où le diagnostic a été porté, ceux de A. Clark et les miens, nous n'avons pas de sanction anatomique. Toutes les perforations duodénales publiées n'ont été reconnues qu'après la mort et sont des diagnostics d'amphithéâtre. »

Si l'on est bien pénétré de ces notions si exactes, il semble bien difficile de décrire la symptomatologie, la clinique de l'ulcère du duodénum ; nous devons cependant indiquer les signes qui, lorsqu'ils existent, permettent de faire ce diagnostic avec quelque vraisemblance.

Douleur. La douleur est extrêmement variable : tantôt, c'est une simple gêne, une pesanteur dans l'hypocondre droit ; tantôt, elle contusive est lancinante ; dans quelques cas, enfin, elle est effroyablement vive, arrache des cris au malade et produit même des défaillances ou des syncopes.

Rarement continue, elle procède ordinairement par crises survenant à l'occasion des repas ; mais, tandis que, dans l'ulcère de l'estomac, elle apparaît peu après le repas, au plus tard dans les deux heures qui suivent, dans l'ulcère du duodénum elle ne commence que deux heures et

demie et plus souvent trois ou quatre heures
après l'ingestion des aliments. Elle atteint rapidement son maximum d'intensité et peut durer
jusqu'à deux et trois heures, si un vomissement
ne vient pas vider l'estomac et empêcher ainsi
son contenu de s'écouler dans l'intestin et d'irriter la lésion duodénale.

Elle ne siège pas à l'épigastre, mais dans l'hypocondre droit, « entre le rebord des fausses
côtes et l'ombilic, vers le bord externe du muscle
droit, au-dessous de la face inférieure du foie,
par conséquent en un point correspondant à la
première portion du duodénum siège de l'ulcération. » (Bucquoy).

Elle irradie vers l'épigastre, l'abdomen, le
thorax, l'épaule droite, l'épaule gauche, et ces
irradiations ont souvent un degré d'intensité
extraordinaire; mais, fait particulier et bien
important, on ne rencontre pas dans l'ulcère du
duodénum les points xiphoïdiens, lombaires,
dorsal, que l'on a si souvent l'occasion d'observer dans l'ulcère de l'estomac.

La douleur, enfin, est exagérée par la pression ;
elle se montre aussi bien après les déjeuners les
plus légers qu'après les repas les plus copieux ; la
seule différence est que, dans le premier cas,
d'après Chvostek (1), elle apparaît plus tôt que
dans le second.

Le vomissement s'observe assez souvent, plus   Vomissement.

____

(1) *Wien. med. Jahresb.*, 1883.

rarement toutefois que dans l'ulcère de l'estomac. Tantôt, c'est un vomissement alimentaire survenant peu après le début de la douleur ; dans un certain nombre de cas, les malades croient simplement avoir une indigestion, et ils tombent d'autant plus facilement dans cette erreur que quelquefois douleur et vomissement ne se reproduisent qu'à de longs intervalles de temps, deux ou trois mois quelquefois. Tantôt, le liquide vomi est clair, filant ; ce fait s'observe surtout dans les cas déjà anciens, lorsqu'à la lésion intestinale s'est ajoutée la dyspepsie gastrique.

Nous ne ferons enfin que signaler ici les vomissements abondants, se répétant tous les deux ou trois jours et dus à une coarctation duodénale dont la dilatation de l'estomac a été la conséquence terrible, comme elle est celle du rétrécissement pylorique dans l'ulcère gastrique.

Hémorrhagie. L'hémorrhagie manque assez souvent ; mais nous pourrions répéter ici ce que nous avons dit de l'hémorragie de l'ulcère de l'estomac : elle doit passer fréquemment inaperçue à cause de sa faible intensité, d'une part, et aussi parce qu'on ne prend pas le soin d'examiner les selles par tous les moyens nécessaires.

Elle n'en constitue pas moins, lorsqu'elle existe, un signe d'une grande valeur diagnostique : le melœna est à l'ulcère duodénal ce que l'hématémèse est à l'ulcère gastrique.

C'est, en effet, sous forme de melœna que l'entérorrhagie se manifeste le plus souvent :

trois heures après le repas, au milieu d'un malaise, qu'il croit être indigestion, le malade est
pris de violentes coliques, d'un besoin impérieux
d'aller à la garde-robe, et rend par l'anus une
quantité quelquefois très grande de sang plus ou
moins altéré, dont la couleur et l'odeur varient
avec la durée de son séjour dans l'intestin.

D'autres fois, l'hémorrhagie est beaucoup plus
faible ; elle ne se manifeste que par quelques
selles noirâtres, poisseuses, à l'aspect de goudron, formées soit de sang presque pur, soit de
sang mélangé aux matières fécales.

Dans certains cas, enfin, au melœna s'ajoute
l'hématémèse, le malade rend quelques gorgées
de sang noirâtre plus ou moins digéré, qui a
reflué de l'intestin dans l'estomac.

Si l'hémorrhagie est abondante,—et le fait n'est
pas rare dans l'ulcère duodénal — si elle se répète fréquemment à peu de jours d'intervalle, le
malade présente tous les symptômes des grandes
hémorrahgies, et, s'il ne succombe pas, il reste
pour un certain temps pâle, faible, extrêmement
anémié. Cette pâleur et cette anémie rapide
seront d'ailleurs souvent les indices qui pous-
seront le médecin à examiner les garde-robes, à
chercher le melœna et lui permettront de porter
un diagnostic auquel il n'avait pas songé tout
d'abord.

Les troubles de l'appareil digestif sont très peu
marqués. L'appétit est presque toujours conservé, et cela même aux périodes les plus dou-

loureuses; dans l'intervalle des crises, le malade réclame impérieusement à manger ; la douleur ne survenant pas aussitôt après les repas, il ne se soumet pas de lui-même à la diète, comme le font les malades atteints d'ulcère de l'estomac, parce qu'il ne redoute pas l'ingestion des aliments dont il ne saisit pas le rapport avec la production des phénomènes douloureux.

Dans un certain nombre d'observations, cependant, on trouve que l'ulcère du duodénum ne s'était jamais manifesté, avant la complication finale, par d'autres symptômes qu'une dyspepsie gastro-intestinale ; on note la pesanteur stomacale, un malaise mal défini, des vomissements, de la diarrhée alternant avec la constipation. Mais ces symptômes ne sont pas continus, ils ne se montrent qu'à des intervalles fort éloignés quelquefois et doivent probablement être attribués à des crises douloureuses peu intenses, produites par l'ulcère ; il en est de même évidemment de ces indigestions que l'on retrouve dans l'histoire des malades et qui semblent être des crises atténuées dans leur intensité ou leur durée.

L'ictère est noté aussi par plusieurs auteurs, mais il résulte d'une complication, d'une adhérence, d'une ulcération de la vésicule biliaire, ou encore du siège de la lésion dans la seconde portion du duodénum au niveau de l'embouchure du canal cholédoque. Et l'on ne peut lui accorder la valeur diagnostique que lui ont attribuée certains auteurs.

MARCHE — DURÉE
TERMINAISONS

L'ulcère du duodénum reste souvent latent jusqu'au moment où se produisent la perforation ou l'hémorrhagie fatales. Trier avait proposé de donner à ces cas le nom de forme aiguë, la forme chronique étant celle dans laquelle la maladie est caractérisée pendant un temps plus ou moins long, par des symptômes, graves ou non, mais capables de faire soupçonner la lésion.

Il est inutile de conserver cette distinction, la forme aiguë n'est que la forme dans laquelle l'ulcère est resté latent jusqu'à la complication finale. La marche de cette affection est, en effet, essentiellement chronique comme celle de l'ulcère de l'estomac ; comme l'ulcère de l'estomac, celui du duodénum présente de longues périodes de rémission, de latence même, des exacerbations, des rechutes, des récidives. Ici encore, il faut, d'ailleurs, être très circonspect quand on parle des récidives; les ulcères qui semblent guéris pendant longtemps, puis se manifestent de nouveau avec une intensité extraordinaire, ne sont souvent que des ulcères qui, entre deux crises douloureuses, sont restés absolument latents.

Durée.

Aussi est-il difficile de fixer la durée de cette affection; huit ans, dix ans sont des chiffres notés souvent dans les observations, mais la maladie peut durer beaucoup plus longtemps. Les symptômes, toutefois, n'existent pas pendant tout ce temps; il y a eu de nombreuses et longues périodes de calme, qui ont pu faire croire à la guérison complète jusqu'au jour où la terminaison fatale est survenue, d'autant plus terrible qu'on l'attendait moins.

Guérison.

La guérison est considérée comme une terminaison fort rare, elle semble être cependant la tendance naturelle de la lésion, comme celle de l'ulcère gastrique. Quelle peut être la raison de cette rareté? « Je ne doute pas, pour ma part, dit M. Bucquoy, que le chiffre des guérisons ne s'élève dans des proportions notables, lorsqu'on connaîtra mieux les symptômes de la maladie et que nous pourrons la diagnostiquer, comme nous avons eu l'occasion de le faire, dégagée de toute complication et revêtant une forme bénigne. Les cas d'ulcère simple du duodénum qui guérissent sont précisément ceux qui échappent à l'observation. »

Perforation.

Quoi qu'il en soit, la terminaison la plus fré

quemment signalée par les auteurs est la perforation ; on en trouve l'explication dans la
mobilité, la projection facile en avant de la
première portion du duodénum, siège ordinaire
de la lésion. Selon Chvostek, la perforation surviendrait dans 27 cas sur 63 environ. Les détails
dans lesquels nous sommes entrés au sujet de
l'ulcère de l'estomac nous dispensent de nous
étendre longuement sur ce point, et nous ne
ferons guère qu'indiquer les divers accidents qui
peuvent résulter de cette complication redoutable.

La péritonite généralisée aiguë, suraiguë Péritonite.
même et presque foudroyante, en est la conséquence habituelle. Un individu, un homme de
trente à quarante ans ordinairement, est pris
subitement, trois ou quatre heures après le
repas, d'une douleur atrocement vive dans l'hypocondre droit ; cette douleur s'étend rapidement à tout l'abdomen et bientôt apparaissent
tous les signes de la péritonite par perforation.
L'un de nous (J. Renault a vu, il y a quelques
années, à l'Hôtel-Dieu, dans le service de
M. Empis, un garçon charbonnier qui, très bien
portant jusqu'alors, avait été pris subitement,
après l'ingestion d'un verre d'Amer Picon, d'une
péritonite généralisée, dont il mourut en trente-
six heures. Les personnes qui avaient amené le
malade à l'hôpital n'étaient pas éloignées de
penser à un empoisonnement.

A l'autopsie, on trouva sur la première portion

du duodénum un ulcère perforant de la grandeur d'une pièce de 50 centimes. Et cette observation est pour ainsi dire calquée sur la plupart de celles qu'on trouve dans les auteurs : la péritonite survient brusquement au milieu de la santé la plus parfaite et l'autopsie seule révèle la cause de la mort ; d'autres fois, cependant, la péritonite a été précédée de quelques-uns des symptômes de l'ulcère duodénal, et l'on peut avec quelque vraisemblance porter ce diagnostic.

Dans certains cas, la terminaison fatale est plus rapide encore. Le malade meurt presqu'aussitôt après la perforation, avant même que la péritonite ait eu le temps de se produire.

Fistule duodénale.

Dans d'autres cas, par contre, la mort est retardée par la localisation, la circonscription de la péritonite. Et alors tantôt le malade succombe après quinze jours ou trois semaines dans l'épuisement et le marasme, tantôt il s'établit une fistule stercorale. « J'ai observé cette terminaison, dit M. Bucquoy, chez l'une des malades dont j'ai rapporté l'observation. Un mois après le début des accidents, une fistule stercorale s'est ouverte au niveau de l'ombilic. Je ne connais que deux faits semblables : l'un résumé par Gross : la fistule communiqua avec l'extérieur par une ouverture située entre la septième et la huitième côte ; elle figurait un canal de 2 pouces 1/2, qui donnait issue aux aliments et à la boisson ; l'autre a été pré-

senté par Luneau, à la Société anatomique en
1870. C'était un malade mort à la Charité, dans
le service de M. Proust, qui portait depuis quinze
mois une fistule duodénale, par laquelle, au bout
de deux ou trois minutes, s'écoulaient au dehors
sur la paroi abdominale les liquides ingérés. »

Nous avons vu, d'autre part, que la perforation
duodénale était une des causes fréquentes des
abcès sous-phréniques, et nous n'y reviendrons
pas.

L'ulcère peut encore s'ouvrir dans le tissu cel-
lulaire rétropéritonéal et y produire un abcès
qui peut fuser jusque le long des vaisseaux du
cou, comme dans l'observation de Forster (1).
D'autres fois, le duodénum est adhérent aux
organes voisins, le pancréas, le foie, la vésicule
biliaire, et la lésion, au lieu de s'ouvrir dans le
péritoine, ulcère ces organes, produisant, suivant
les cas, des hémorrhagies plus ou moins abondantes de l'ictère.

Les hémorrhagies constituent encore un des
grands dangers de l'ulcère du duodénum. Tantôt,
elles sont le résultat de l'ulcération des vaisseaux
de la paroi intestinale, tantôt de l'ulcération des
organes voisins, le foie, le pancréas ; dans l'un
et l'autre cas, elles anémient, épuisent le malade
et compromettent son existence par leur abondance ou leur répétition. Mais, dans quelques
observations, l'hémorrhagie a été presque foudroyante ; c'est ainsi qu'on a vu la mort sur-

(1) *Würzb. med. Zeitch.*, 1861.

venir, sinon subitement, du moins très rapidement, à la suite de l'ulcération de l'artère pancréatico-duodénale (Knech, 1877), de l'aorte
(Stich), de l'artère hépatique (Broussais, 1824),
de la veine porte (Rayer, 1825).

La possibilité, la fréquence même de toutes ces
complications, aggravent considérablement le
pronostic de cette affection, d'autant plus d'ailleurs qu'elle est plus rarement diagnostiquée et
plus rarement traitée.

Une autre complication, mais plus éloignée
celle-là, vient encore assombrir ce pronostic : la
dilatation de l'estomac consécutive au rétrécissement du duodénum par cicatrisation de l'ulcère. Cette dilatation, ainsi que nous l'avons déjà
dit, se montre après l'ulcère du duodénum
comme après celui de l'estomac; il n'y a qu'une
différence dans le siège de l'obstacle, les symptômes et la conséquence fatale de la dilatation
sont les mêmes dans un cas et dans l'autre.

DIAGNOSTIC

Ce chapitre doit être forcément très court, après la description que nous venons de donner de l'ulcère duodénal et de ses complications.

Et, en effet, ou bien la lésion reste latente jusqu'au jour de sa perforation, et alors ce n'est plus l'ulcère duodénal qu'on aura à diagnostiquer, mais la péritonite, sa nature de péritonite perforante, la cause enfin ou plus exactement le siège de la perforation ; ou bien l'ulcère se manifeste par ses signes cliniques presque caractéristiques, la douleur, le melœna, les vomissements, et l'on ne peut guère le confondre qu'avec l'ulcère de l'estomac.

Nous ne pouvons décrire ici les symptômes des péritonites par perforation, ni les différencier des affections qui en imposent souvent pour elles. Il nous suffira d'indiquer les raisons qui, une fois le diagnostic de péritonite par perforation posé, permettront de songer à l'ulcère du duodénum : c'est tout d'abord la soudaineté du début chez un individu jusque-là en parfaite santé, puis la douleur atroce, limitée d'abord à l'hypocondre droit, puis enfin le début, trois ou quatre heures après le repas, en dehors de toute autre cause adjuvante. Mais il faut bien le savoir, ce diagnostic est toujours extrêmement difficile, sinon impossible ; heureux quand on a diagnostiqué la péritonite.

Ulcère de l'estomac.

Si l'ulcère se caractérise par des douleurs et du melœna, certains signes permettront de le distinguer de l'ulcère de l'estomac. Ce dernier atteint surtout les femmes, et les femmes jeunes de vingt à trente ans ; le premier, des hommes de trente à quarante ans. Dans l'ulcère gastrique, la douleur survient de quelques minutes à deux heures après le repas, siège à l'épigastre, s'accompagne d'un point rachidien très net, est calmée et même supprimée par les vomissements ; dans l'ulcère duodénal, la douleur siège à l'hypocondre droit, sur le bord externe du muscle droit, survient trois ou quatre heures après le repas, ne s'accompagne pas des points xiphoïdien et rachidien ; elle n'est pas toujours calmée par les vomissements. Ces vomissements sont rares d'ailleurs dans l'ulcère du duodénum et ne se produisent qu'à l'occasion des douleurs très violentes ; ils sont fréquents dans l'ulcère de l'estomac, où ils peuvent persister même en dehors de la douleur. Les troubles dyspeptiques, très rares dans l'ulcère duodénal, sont fréquents, non pas au début, mais après un certain temps, dans l'ulcère gastrique. Dans ce dernier, l'hémorrhagie se traduit quelquefois par du melœna peu abondant, bien plus souvent par une hématémèse ; dans le premier, l'hématémèse est rare, faible, le melœna fréquent, très abondant.

Plus enfin que l'ulcère gastrique, l'ulcère duodénal a de longues périodes de rémission, procède par crises de peu de durée quelquefois et souvent confondues par le malade et le médecin avec de simples indigestions.

A la suite d'un repas, ordinairement d'un repas copieux, survient un malaise indéfinissable, suivi, trois ou quatre heures après, de douleurs vives dans l'abdomen, de coliques, de vomissements, de diarrhée ; la douleur persiste deux ou trois heures, puis tout rentre dans l'ordre, le malade reste simplement fatigué, anémié pour quelques jours. Ne sont-ce pas là tous les signes de l'indigestion ? Mais, si ces phénomènes se répètent de temps en temps, si surtout le malade reste anémié pendant plusieurs jours à la suite de ces crises, il faut examiner avec soin les garderobes, chercher le melœna et, si on le trouve, penser de préférence à l'ulcère duodénal.

On ne s'étonnera pas de ne pas nous voir discuter ainsi le diagnostic de cette affection avec la colique hépatique, la colique saturnine, les hémorrhagies intestinales diverses. C'est affaire au médecin de connaître les symptômes de toutes ces maladies et de discuter son diagnostic en présence de chaque malade ; elles n'ont entre elles que certains points communs, les caractères différentiels sont assez nombreuxet assez importants pour qu'il soit inutile d'y insister.

TRAITEMENT

Comme l'ulcère de l'estomac, l'ulcère du duodénum a une tendance naturelle à guérir, et, dans un cas comme dans l'autre, l'obstacle à sa cicatrisation est le contact répété des aliments imprégnés de suc gastrique, et plus encore le contact de ce suc gastrique hyperacide.

Le repos de l'organe est moins nécessaire ici que dans le premier cas, le duodénum jouant surtout le rôle de conduit pour les aliments et n'ayant pas, comme l'estomac, la fonction de les brasser. Aussi le régime lacté pourra-t-il être continué moins longtemps et pourra-t-on revenir plus tôt à l'alimentation ordinaire. Les malades le demanderont d'ailleurs impérieusement, et, en réalité, à moins de complication, il sera permis de céder à leur désir.

La méthode de traitement rigoureusement indiquée est l'emploi des alcalins aux mêmes doses et de la même manière que dans l'ulcère de l'estomac. Il est indispensable de neutraliser

tout le suc gastrique au fur et à mesure de sa
sécrétion si l'on veut éviter l'irritation de la
plaie intestinale et en permettre la cicatrisation.

Qu'il nous suffise donc de dire que le traitement de l'ulcère du duodénum, accompagné ou
non de complication, est en tous points identique à celui de l'ulcère de l'estomac. Entrer
dans plus de détails serait nous exposer à des
répétitions au moins inutiles.

ULCÈRE DE L'ŒSOPHAGE

Dans les travaux de Cruveilhier sur l'ulcère de
l'estomac, il n'est pas question de l'ulcère de
l'œsophage ; on se demanda plus tard si ce dernier
organe ne pouvait pas être, comme le premier, le
siège de cette lésion spéciale. Albers, Valleix
Reeves, Flower, Paul, en citent des observations ;
mais, tandis que Rokitansky et Knott admettent la
possibilité de l'existence de cette lésion, Zenker
et Ziemssen (1) la nient et déclarent que toutes
les observations publiées jusqu'alors ne résistent
pas à une critique sérieuse. Depuis cette époque,
un certain nombre d'observations bien étudiées
ont été publiées tant en France (2) qu'à l'étranger (3) et permettent d'affirmer que l'ulcère
simple de l'œsophage existe en tant que maladie
spéciale, distincte des autres ulcérations, au
même titre que l'ulcère de l'estomac.

(1) *Handbuch der spec. Path.*, 1877.
(2) Debove, *Soc. méd. des Hôp.*, 1883-1887.
(3) Quincke, *Deut. Arch. f. Kl. Med.*, 1879 ; Zahn,
Revue de la Suisse romande, 1882 ; Chiari, *Prager med.
Woch.*, 1884 ; Lindemann, Recher. Robertson, Janevay, etc

ANATOMIE PATHOLOGIQUE

Siège.　　L'ulcère simple a pour siège de prédilection le
tiers inférieur de l'œsophage, depuis le cardia
jusqu'à 8 ou 10 centimètres au-dessus.

On peut le rencontrer plus haut encore, dans
le tiers moyen de l'œsophage, comme dans
l'observation suivante que nous devons à l'ama-
bilité de M. Achard. Le 4 septembre 1891, une
vieille pensionnaire de la Salpêtrière, prise
subitement d'une hématémèse très abondante,
est transportée à l'infirmerie, où elle meurt en
quelques heures. A l'autopsie, on trouve sur la
face postérieure de l'estomac un ulcère elliptique, mesurant 2 centimètres 1/2 sur 3 centimètres, et dont le fond est formé par le pancréas
adhérent ; l'artériole qui a été la source de l'hémorrhagie apparaît béante à la surface de
l'ulcère. Sur l'œsophage, à 15 centimètres au-
dessus du cardia, on découvre à la face postérieure une dépression allongée, à bords froncés
et comme cicatriciels. En écartant les lèvres de

cette dépression, on pénètre dans un petit cul-de-sac capable d'admettre une noisette.

Tantôt l'ulcère intéresse toute la circonférence de l'organe, tantôt il occupe seulement une de ses parois, la paroi latérale droite de préférence.

Comme l'ulcère de l'estomac, il a une forme arrondie, circulaire, lorsqu'il est de petites dimensions; mais, lorsqu'il a une certaine étendue, son siège sur le conduit œsophagien lui imprime la forme d'un anneau, d'un cylindre quelquefois ; il peut être aussi irrégulier, et cet aspect tient vraisemblablement à la fusion de deux ou plusieurs pertes de substance primitivement isolées. *Forme.*

Les bords sont nets, taillés à l'emporte-pièce; ou bien la muqueuse est épaisse à leur niveau et forme un bourrelet saillant. *Bord.*

Le fond est pâle, grisâtre, recouvert d'une couche en voie de destruction moléculaire; il est formé, tantôt par la couche cellulo-fibreuse, tantôt par la couche musculaire, quelfois même par des adhérences qui le fixent à un organe voisin; dans quelques cas, on y découvre une artériole béante, franchement coupée par le processus ulcératif. *Fond.*

Ses dimensions sont fort variables et varient de l'étendue d'une pièce de 20 centimes jusqu'à 8 et 10 centimètres. Dans un cas de Zahn (1). l'ulcère occupait toute la circonférence, depuis le cardia jusqu'à 80 millimètres au-dessus; son bord *Dimensions.*

(1) *Revue de la Suisse romande*, 1882.

inférieur se continuait avec la muqueuse stomacale saine, son bord supérieur était limité par la muqueuse œsophagienne épaisse, qui formait une ligne en zigzag.

Les lésions microscopiques sont les mêmes que celles de l'ulcère de l'estomac.

Coïncidence d'ulcère de l'œsophage et d'ulcère de l'estomac.

On a cité plusieurs observations dans lesquelles l'ulcère de l'œsophage coïncidait avec un ou plusieurs ulcères de l'estomac. La plus intéressante est celle de Quincke, dans laquelle l'estomac dilaté présentait deux gros ulcères calleux : « l'un, situé sur la grande courbure, large de 2 à 3 centimètres et long de 8, avait la forme d'un croissant et embrassait le pylore; il était ancien, cicatrisé et intéressait la muqueuse et la musculeuse; le pylore, un peu rétréci, avait 4 centimètres de circonférence. L'autre, annulaire, large de 4 à 6 centimètres, occupait la région du cardia et se continuait en languette vers la petite courbure, de sorte qu'à ce niveau il avait 11 centimètres dans son plus grand diamètre. La destruction de la muqueuse avait fait disparaître la séparation de l'estomac et de l'œsophage. Ce conduit présentait une dilatation infundibuliforme dans sa moitié inférieure; il avait au bord de l'ulcère 6 centimètres 1/2 de tour, l'épaisseur de la paroi mesurait 9 millimètres, dont 2 pour les fibres musculaires longitudinales et 3 millimètres pour les fibres circulaires. La limite assez nette de cette hypertrophie musculaire permit de délimiter l'œsophage et l'estomac et de constater que l'ulcère avait atteint la muqueuse œsophagienne sur une longueur de 15 millimètres. Au-dessus de la perte de substance, la muqueuse était amincie, elle offrait quelques cicatrices longitudinales et le passage à l'ulcère se faisait progressivement (1). »

Le tissu péri-œsophagien est ordinairement enflammé, épaissi, souvent adhérent aux organes voisins : plèvre, bronche, aorte, péricarde ; quelquefois, le processus ulcératif, continuant à s'étendre, détruit à leur tour, après la paroi œsophagienne, les adhérences, puis la paroi des organes voisins ; la perforation de l'œsophage peut ainsi se faire dans une ou les deux plèvres, une bronche, l'aorte, le médiastin et, par son intermédiaire, le péricarde et le cœur.

Assez fréquemment, toutefois, la perte de substance, au lieu d'aller jusqu'à la perforation, se cicatrise ; la cicatrice est blanche, radiée et semble se faire par un processus identique à celui de la cicatrisation de l'ulcère stomacal. Malheureusement, il n'est pas rare qu'elle soit suivie de rétrécissement de l'œsophage, complication grave, mais dont les dangers ne sont pas comparables cependant à ceux du rétrécissement pylorique.

(1) In thèse Berrez, Quincke (*Deut. Arch. fur Kl. Med.*, 1882).

ÉTIOLOGIE ET PATHOGÉNIE

—

Fréquence.
L'ulcère simple de l'œsophage est une affection rare, plus rare au moins que l'ulcère de l'estomac et même que celui du duodénum. Elle le sera moins peut-être quand on la connaîtra mieux, qu'on pourra la diagnostiquer plus sûrement et surtout qu'on la cherchera dans les autopsies avec plus de soin qu'on ne le fait; l'ulcère est, en effet, souvent latent et peut passer complétement inaperçu si, comme il arrive quelquefois, on néglige d'ouvrir l'œsophage dans toute sa longueur.

Sexe.
Il est bien plus fréquent chez l'homme que chez la femme, semblable en cela à l'ulcère du duodénum et différent de l'ulcère de l'estomac.

Age.
Il s'observe surtout dans l'âge mûr et le cas observé par Janeway (1) chez un enfant d'un an est une exception; généralement, les malades ont de quarante à soixante ans.

(1) *Med. News*, 1883.

C'est à peu près tout ce que nous savons de l'étiologie de cette affection ; on a invoqué pour elle, comme pour bien d'autres, l'influence des boissons alcooliques, mais on ne retrouve pas, tant s'en faut, cette étiologie dans toutes les observations.

Quant à la pathogénie, elle est plus obscure encore et tout ce que nous avons dit de l'ulcère de l'estomac peut s'appliquer à celui de l'œsophage. Les partisans de la théorie de l'auto-digestion font remarquer que l'ulcère siège dans les parties inférieures seulement de l'œsophage, là où le suc gastrique peut refluer et exercer son action digestive. Il nous paraît difficile d'admettre que ce reflux du suc gastrique dans l'œsophage puisse être assez longtemps et fréquemment répété pour causer et entretenir une semblable lésion. L'ulcère simple paraît être une affection spéciale, spécifique, dont les théories pathogéniques actuelles ne sauraient nous donner une explication suffisante.

SYMPTOMES

Tandis que la symptomatologie de l'ulcère de
l'estomac est aujourd'hui bien connue, celle de
l'ulcère de l'œsophage ne l'est guère, moins
encore que celle de l'ulcère du duodénum.

Dans plusieurs cas, il n'a été trouvé qu'à
l'autopsie ; rien pendant la vie n'avait fait soupçonner son existence, les malades morts d'une
affection intercurrente ou d'une complication due
à l'ulcère, mais dont l'origine restait inconnue,
n'avaient même pas présenté quelques troubles
digestifs qui pussent mettre sur la voie du
diagnostic. Cette variété latente de l'ulcère de
l'œsophage semble, d'après les observations, être
la plus fréquente.

D'autres fois, plusieurs années apr.'s avoir eu des
troubles plus ou moins accentués de la déglutition, des douleurs vagues derrière le sternum, ils
étaient atteints, alors qu'ils ne ressentaient plus

rien depuis longtemps, d'un rétrécissement cicatriciel de l'œsophage, dont l'évolution seule
écartait l'idée de rétrécissement cancéreux.

Dans certains cas, enfin — et ils seraient moins
rares si l'on connaissait mieux les symptômes
de l'ulcère de l'œsophage, — le malade, avant
d'avoir son rétrécissement œsophagien, avait
présenté, quelquefois plusieurs années auparavant, des signes qu'on sait maintenant rapporter
à l'ulcère : douleur, vomissements, hématémèse.

La douleur siège tantôt à la région épigastrique, tantôt à la partie supérieure de la poi-
trine, derrière le sternum. Elle est vive, brûlante,
irradie dans le dos, les épaules, les hypocondres,
est exaspérée souvent par la pression sur l'épigastre. Elle survient par crises, coïncidant avec
les repas ; mais, contrairement à celles de l'ulcère
de l'estomac, ces crises se produisent au moment
même de la déglutition, du passage des aliments
sur la lésion, et non quelques instants ou une
heure ou deux après le repas. Cette douleur
ne se manifeste, le plus ordinairement, qu'à ce
moment, et les malades, pour l'éviter, se mettent
d'eux-mêmes à la diète, redoutant l'ingestion du
moindre aliment. Quand elle est continue, elle
s'exaspère encore à l'occasion des repas ; dans
l'intervalle, elle persiste avec moins d'intensité,
donnant la sensation d'une brûlure interne.

La dysphagie est très prononcée pour les
aliments solides d'abord, puis pour les liquides ;
le malade mâche lentement, puis au moment où

il se décide à avaler, le bol alimentaire arrivant sur la lésion fait contracter l'œsophage qui le rejette aussitôt; et ainsi, gorgées par gorgées, bouchées par bouchées, sont rejetés tous les liquides, tous les aliments solides que le malade essaie d'ingérer. Au lieu de ces régurgitations, lorsque le malade peut manger, se montrent quelquefois, mais rarement, des vomissements plus copieux, d'une partie ou de la totalité du repas qui vient d'être pris.

Hématémèse. L'hématémèse est un des symptômes les plus fréquents, elle manque rarement pendant la durée de la maladie. Elle consiste tantôt en un peu de sang plus ou moins digéré et mêlé aux aliments, tantôt en une grande quantité de sang rouge et venant directement de l'œsophage, ou de sang noir qui a séjourné plus ou moins longtemps dans l'estomac. A l'hématémèse s'ajoute ordinairement du melœna. Ces hémorrhagies se répètent à des intervalles plus ou moins éloignés et, si elles sont rapprochées, ne contribuent pas peu à faire tomber le malade dans un état de faiblesse extrême, qui peut aller, si la dysphagie est en même temps très prononcée, jusqu'à l'anémie la plus profonde, à la cachexie même.

Ces trois symptômes : douleur, vomissement, hémorrhagie, sont les seuls signes de l'ulcère de l'œsophage ; les troubles digestifs sont nuls ou peu marqués, à moins qu'il existe en même temps un ulcère de l'estomac, et même dans ce dernier

cas il peut arriver qu'ils soient fort peu prononcés.

La durée de cette affection est extrêmement   Durée.
variable ; des mois, des années souvent précèdent la guérison ou le rétrécissement. Pendant
ce long espace de temps, la maladie présente
des alternatives d'exacerbation et de rémission
telles qu'on a pu penser à des récidives d'une
lésion guérie. La marche est donc essentiellement chronique et il ne faudrait pas considérer
comme des ulcères aigus ceux dans lesquels la
terminaison fatale a été précédée des symptômes
caractéristiques de cette affection pendant quelques jours seulement. L'existence des ulcères
latents nous oblige à dire qu'on ne sait jamais
quand la maladie a commencé ; la réapparition
des douleurs et des hématémèses après plusieurs
années, à dire qu'on ne sait jamais quand elle
finira. Les rechutes, les récidives observées ne
sont peut-être que des périodes d'exacerbation
au cours de la lésion qui n'a jamais cessé de
progresser.

TERMINAISON

La terminaison n'est pas moins variable que la marche et la durée.

L'ulcère doit guérir assez fréquemment sans laisser de traces et quelquefois sans avoir donné de symptômes ; l'anatomie pathologique l'a prouvé dans plusieurs cas, et les observations en seraient plus nombreuses peut-être si l'on examinait toujours l'œsophage et si l'on pouvait suivre ses malades.

Ouverture dans les plèvres

La perforation est un mode de terminaison, une complication qui a été signalée quelquefois. Dans une observation de Lindemann (1), l'ulcère, latent jusque-là, s'est ouvert dans les deux plèvres et a provoqué un double pneumothorax qui emporta le malade en deux jours.

Ouverture dans une bronche.

Part (2) rapporta une observation dans la-

(1) *Munch. med. Woch.*, 1887.
(2) *The Lancet*, 1857.

quelle l'ulcère de l'œsophage, situé au niveau de la bifurcation de la trachée, s'ouvrit dans la bronche droite et causa un petit foyer de gangrène pulmonaire.

Rose (1) vit un ulcère de l'œsophage qui s'était ouvert dans le médiastin postérieur. Une fusée purulente s'était produite, avait perforé le péricarde et causé une péricardite putride, avait fait enfin deux ulcérations de l'oreillette droite, qui ne se manifestèrent par aucun symptôme, parce qu'elles étaient fermées en dedans par un thrombus.

M. Hulot (2) publia à la Société anatomique un fait d'ulcère de l'œsophage non diagnostiqué qui s'ouvrit dans l'aorte et amena la mort par hématémèse foudroyante.

Mais le mode de terminaison de beaucoup le plus fréquent est la cicatrisation avec production d'un rétrécissement. Le malade présente d'abord des signes d'ulcère de l'œsophage, puis tantôt semble guérir, pour présenter plus tard tous les symptômes du rétrécissement, tantôt arrive insensiblement à cette même complication en ayant continué à souffrir.

Le rétrécissement de l'œsophage a été notamment l'aboutissant de l'ulcère dans les deux observations publiées par l'un de nous (Debove) à la Société médicale des Hôpitaux.

(1) Rose, *Berl. Klin. Woch.*, 1883.
(2) Soc. anatom. 1890.

Dans le premier cas (1), « la maladie a présenté deux périodes distinctes : la première (de 1870 à 1878) a été caractérisée par des vomissements de sang et une dysphagie due surtout à la douleur, la seconde par une dysphagie due surtout à un rétrécissement qui obligeait le malade à se nourrir d'aliments liquides. Dans cette seconde période, il se nourrissait de lait et n'avait aucune douleur ; s'il prenait des aliments solides et qu'ils ne fussent pas absolument réduits en bouillie, il les rendait très rapidement par régurgitation. » La guérison fut obtenue par la dilatation du rétrécissement.

Le second malade (2) ne présenta pas ces deux périodes distinctes, l'une d'ulcération, l'autre de rétrécissement. Les hématémèses ont continué jusqu'au moment où le rétrécissement devint très serré. Il était difficile d'expliquer ce fait, mais l'autopsie montra que la lésion œsophagienne était parfaitement cicatrisée et que la persistance des douleurs, des vomissements, des hématémèses était due à un ulcère de l'estomac dont la perforation d'ailleurs avait amené la mort. A l'autopsie, nous trouvons des gaz et des matières alimentaires dans le péritoine. L'estomac est perforé ; la perforation est située à la face antérieure de cet organe, près de la petite courbure, à 8 centimètres du cardia.

(1) *Soc. méd. des Hôp.*, 1883.
2 *Ibid.*, 1887.

« Elle se présente sous son aspect classique. Elle a la forme d'un entonnoir. La perte de substance a 3 centimètres de diamètre du côté de la muqueuse et 1 centimètre de diamètre au niveau de la séreuse. En ce dernier point, il y a quelques adhérences avec le grand épiploon.

« Dans l'œsophage, à 5 centimètres au-dessus du cardia, existe une cicatrice circulaire, d'un demi-centimètre de hauteur, présentant quelques irradiations fibreuses vers les parties supérieure et inférieure de la muqueuse. Ce point est peu rétréci, car il laisse facilement passer l'index, ce qui est dû très certainement aux cathétérismes quotidiens que se faisait lui-même le malade depuis deux années. Au-dessus du rétrécissement, on constate très nettement l'existence d'une dilatation œsophagienne. »

La mort, enfin, peut être le résultat de l'anémie profonde causée par les hématémèses, les vomissements et l'impossibilité dans laquelle se trouvait le malade de prendre des aliments.

DIAGNOSTIC

Les affections rares sont rarement diagnosti-
quées, quand on a l'occasion de les rencontrer,
parce qu'on ne songe pas à elles. C'est donc là
une des premières difficultés du diagnostic de
l'ulcère de l'œsophage.

Chez un malade qui, à la suite d'excès alcooliques, avait eu des crampes d'estomac, des vomissements, des hématémèses, du melœna et était
tombé dans un état d'anémie extrême qui se
termina par la mort, Zahn (1) diagnostiqua :
anémie pernicieuse ; à l'autopsie, il trouva un
ulcère du duodénum et un ulcère de l'œsophage.

Douleur, dysphagie, hématémèse, sont encore
les signes du cancer de l'œsophage ; mais il s'y
ajoute de la toux, de la dyspnée, de l'altération
de la voix ; le malade prend rapidement une
teinte jaune-paille caractéristique et tombe dans
la cachexie. On n'observe dans cette affection

(1) *Revue de la Suisse romande*, 1882.

ni rémissions, ni intermittences ; elle suit toujours sans interruption son évolution progressive, fatale.

L'ulcère de l'estomac peut être très facilement confondu avec l'ulcère de l'œsophage ; les douleurs, toutefois, manquent moins souvent, elles surviennent de quelques minutes à deux heures après le repas, et non à l'occasion de chaque bouchée, de chaque gorgée : il n'y a pas de dysphagie. D'ailleurs, l'âge et le sexe pourront être un appoint important du diagnostic, l'ulcère de l'œsophage se rencontrant, à l'inverse de celui de l'estomac, surtout chez les hommes et au delà de quarante ans.

Malheureusement, plusieurs observations ont été publiées où l'ulcère de l'œsophage coïncidait avec un ulcère de l'estomac ou du duodénum (Debove, Zahn, etc.), et cette coïncidence peut rendre le diagnostic très difficile.

Les ulcérations tuberculeuses de l'œsophage siègent le plus souvent au pharynx ; elles surviennent ordinairement chez des tuberculeux cachectiques, coïncident avec des lésions analogues de la bouche ou de la partie buccale du pharynx. Elles s'accompagnent bien de dysphagie, de douleurs parfois intolérables, mais très rarement d'hémorrhagie. Ce dernier point et l'existence d'autres lésions dans la bouche ou les poumons permettront toujours de faire le diagnostic.

Plus tard enfin, quand la lésion, ayant évolué

et s'étant cicatrisée, a fini par produire un rétrécissement, il faut encore distinguer ce rétrécissement de ceux qui sont dus à la syphilis, à l'ingestion de substances caustiques, au traumatisme, au cancer. C'est la marche des accidents
qui permet ce diagnostic; il y a eu d'abord des
signes d'ulcère, puis, après quelques années, se
sont montrés les signes du rétrécissement.

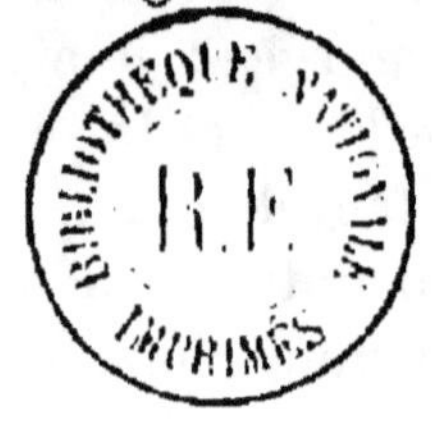

TRAITEMENT

Il est surtout symptomatique et ne peut malheureusement rien ou presque rien contre la lésion elle-même. La douleur, l'hématémèse, seront calmées par les moyens que nous avons indiqués pour l'ulcère de l'estomac et le seront généralement assez facilement. Il n'en sera pas de même de la dysphagie, qui constitue un des symptômes les plus tenaces, quand elle existe, et les plus difficiles à vaincre.

Le malade renoncera à tout aliment solide; le lait, tel sera encore le régime auquel il devra se soumettre pour préserver, dans la mesure du possible, l'œsophage de toute irritation. C'est le seul moyen rationnel qui permette d'arriver à un résultat thérapeutique.

Plus tard, quand le rétrécissement s'est produit, il faut le combattre par la dilatation, que nous ne pouvons décrire ici.